W0335489

Hallo liebe Fangemeinde,

was Sie hier vor sich sehen, ist die neueste Auflage unserer Amtsarztfragen zur Mikrobiologie und Hygiene. Bedingt durch das neue Infektionsschutzgesetz hat es einfach keinen Sinn mehr gemacht den alten Band zu aktualisieren. Wir hoffen, daß wir auch diesmal nicht nur Klarheit in den neuen Gesetzestext bringen. Arbeiten Sie also diesen Band gründlich durch, um auf die kommenden Prüfungen gut vorbereitet zu sein.
Sonst läßt sich nur noch die Frage beantworten, warum ausgerechnet 51 Fragen in diesem Buch sind - es war eine Laune der Natur oder besser gesagt eine Doppelnummerierung. Nachdem mir das erst beim Setzen auffiel und die Frage also schon komplett beantwortet und kommentiert war, habe ich keinen Grund gesehen Ihnen die Frage vorzuenthalten und Ihnen halt diese "Bonusfrage" spendiert.

p.s. Weil es mit den **updates** immer noch Fragen gibt, schließe ich den allgemeinen Teil an dieser Stelle, um damit auf Seite 211 fort zu fahren. Dafür gibt es jetzt hier Informationen zu unseren updates ...

... um Schritt zu halten mit den Gesetzesänderungen haben wir unsere updates aus der Wiege gehoben. Es handelt sich dabei um gezielte Ergänzungen, die speziell zu den jeweils betroffenen Büchern herausgebracht werden. Ab dem Zeitpunkt, an dem ein update verfügbar ist, wird es den Büchern jeweils kostenlos beigelegt. Das heißt für Sie, daß Sie - wie schon immer - topaktuelle Bücher bei uns bekommen.
Wer die Bücher schon vor dem Herbst 2000 gekauft hatte, hat die Möglichkeit, sich gegen Einsendung einer bestimmten Seite des Buches ***(im Original!)*** *und* ***jeweils*** *DM 10.- auf den neuesten Stand zu bringen. Auf diesen Eigentumsnachweis müssen wir in Ihrem eigenen Interesse bestehen.*
Im Moment gibt es updates zu folgenden Büchern:

	Aktuelle Gesetzeskunde	Seite 79
	Vademecum f. d. Heilpraktikerprüfung	Seite 43
Amtsarztfragen	Gesetzeskunde	Seite 9
Amtsarztfragen	Infektionskrankheiten	Seite 7

Das ist eben unser Verlagsservice - es lebe das 21ste Jahrhundert, Ihr Verleger

K.H. Herzog

Therapie, Therapiehinweise, Tips für die Praxis.

schlechte Prognose

gute Prognose

Hinweise, Tips oder auch wichtiges für die Prüfung was nirgendwo steht aber schon nützlich war.

Wiederum Hinweise (*Sie sehen, das taucht öfter auf*), diesmal eher technische Hinweise, Querverweise auf andere Themen oder Fragen, bzw. auch ... daraus folgt, ... das führt zu ...

Komplikationen, auch **ACHTUNG!** oder Vorzeichen für ernstere Zwischenfälle.

Aufzählungen, wichtige Punkte (die z. T. auch schon wörtlich so gefordert wurden!)

ebenfalls Aufzählungen, aber thematisch untergeordnet (im Sinne der Frage)

Beschwerden des Patienten, Anamnese.

Labor; Befunde.

klinische Erscheinungen.

bei diesem Symbol sollte Ihnen ein Licht aufgehen. Meist handelt es sich um pathophysiologische Fakten.

hier sollten Sie nachsehen bei ...

ganz besonders wichtig für Sie: **BEHANDLUNGSVERBOT !!**

§§ das gehört ebenfalls zur **... GESETZESKUNDE !!**

Zu guter letzt noch ein für den Index, der auch zum Lernen gedacht ist. Die fetten Zahlen sind Fragen, in denen das Stichwort verlangt wird, normal gedruckte Zahlen verweisen auf einen Kommentar.

1 Beurteilen Sie beide Aussagen und die Verknüpfung:

Es ist sinnvoll, Kinder im ersten Lebensjahr gegen Masern zu impfen,

weil

das Immunsystem von Kindern in der Regel schneller und heftiger auf Erreger reagiert als das Immunsystem bei Erwachsenen.

Ⓐ Beide Aussagen und die Verknüpfung sind richtig.
Ⓑ Beide Aussagen sind richtig.
Ⓒ Nur die erste Aussage ist richtig.
Ⓓ Nur die zweite Aussage ist richtig.
Ⓔ Keine Aussage ist richtig.

☒ Antwort:

Lösung Ⓓ.

IMPFUNGEN unterstützen die Abwehrreaktionen des Körpers.
Prinzipiell unterscheidet man **AKTIVE** und **PASSIVE** Impfungen.

Bei der **PASSIVEN IMPFUNG** werden im Fall einer akuten Infektion dem Patienten **ANTIKÖRPER** zugeführt um die körpereigenen Abwehrreaktionen zu unterstützen.

Die **SCHUTZWIRKUNG** tritt in dem Moment ein, in dem sich die Antikörper in der Blutbahn befinden - also **SOFORT**.

Der **INFEKTIONSSCHUTZ** der passiven Impfung dauert allerdings logischerweise nur solange, wie die zuführten Antikörper im Blut kreisen - ca. 10 Tage. Dann ist's vorbei mit der Pracht und der Patient kann sich erneut an dem selben Keim anstecken.

Die **AKTIVE IMPFUNG** konfrontiert das Abwehrsystem mit

- **ABGESCHWÄCHTEN ERREGERN**,
- **MEMBRANBESTANDTTEILEN** oder
- (*abgeschwächten*) **STOFFWECHSELPRODUKTEN** (*Toxinen*) von Keimen.

Es entsteht eine ganz schwache systemische Entzündung, der Körper lernt den Erreger quasi kennen und kann spezifische Abwehrstrategien entwickeln. Das dauert natürlich seine Zeit; deshalb tritt der **IMPFSCHUTZ** erst **SPÄTER**, nach der Bildung von Antikörpern ein. Das Ganze dauert in etwa 2 Wochen.

Dafür bilden aber die T-Lymphozyten **GEDÄCHTNISZELLEN** aus, die dafür sorgen, daß man im Idealfall nie (*wieder*) an dieser Krankheit erkrankt.

siehe Amtsarztfragen IMMUNOLOGIE

Im Sinne der Infektionshygiene ist natürlich ein **DAUERHAFTER SCHUTZ**, wie ihn die **AKTIVE IMPFUNG** bietet, wesentlich interessanter - die passive Impfung ist quasi nur eine Notbremse, wenn keine besseren Impfmöglichkeiten zur Verfügung stehen. Alle normalen Kinder-Impfungen, die Sie lernen oder gelernt haben, sind daher **AKTIVE IMPFUNGEN**.

Bei den **IMPFPLÄNEN FÜR KINDER** richtet man sich im wesentlichen nach der Natur: da es völlig normal ist, daß ein Kindergartenkind ständig krank ist, immer irgendwelche Fieberschübe hat und so quasi alle Infektionskrankheiten „ausprobiert“, impft man **KINDER** wesentlich lieber als Erwachsene.

Das kindliche Immunsystem ist sehr lernfähig, flexibel und, man könnte fast sagen, es sucht Herausforderungen. Bis zur Degeneration des Thymus, also bis zur Pubertät „freut“ sich das Immunsystem über was Neues, reagiert schnell und heftig und der Keim ist normalerweise in Nullkommanichts von der Bildfläche verschwunden.

Das Kind oder der Jugendliche ist in der Regel nicht schwer krank.

Kinder bekommen viel leichter Fieber als Erwachsene und zeigen viel weniger komplizierte Verläufe bei den diversen Infektionskrankheiten.

Beispiel:

Eine Rötelninfektion ist Kindesalter geht oft mit nur ganz diskreten Symptomen einher; wenn ein Erwachsener Röteln bekommt, hat er oft monatelang mit Arthritis, rezidivierenen Fieberschüben und sonstigen Komplikationen zu tun.
Deshalb heißt es auch in den Impfempfehlungen des Robert-Koch-Instituts, daß alle klassischen Impfungen bis zum 18. Lebensjahr erledigt sein sollten - Kinder vertragen Infektionen und damit auch Impfungen einfach besser.

Man impft deshalb Kinder immer **SO FRÜH WIE MÖGLICH** , leider gibt's natürlich auch ein paar Besonderheiten.

☞ Die **MASERNIMPFUNG** wird in der Regel als zweimalige Kombinationsimpfung gegen Masern, Mumps und Röteln durchgeführt.

Diese Kombiimpfung sollte zwischen dem **12. UND 15. LEBENSMONAT** erfolgen:

- **FRÜHER** hat keinen Sinn, da im ersten Jahr im Blut noch **MÜTTERLICHE ANTIKÖRPER** nachweisbar sind und die Impfung somit keine Allgemeinreaktion und damit einen Impfschutz hervorbringen könnte,
- ➡ viel **SPÄTER** ist auch nicht empfehlenswert, da das junge Immunsystem immer besser auf Reize reagiert wie ein „betagteres".

➡ Ehrgeiziges Ziel der Gesundheitsbehörden ist es, das Masernvirus ein für alle mal zu eliminieren, wie es mit dem Pockenvirus auch schon gelungen ist. Dafür müßte allerdings eine Durchimpfungsrate von 95 % der Bevölkerung erreicht werden.

2 **Welche Aussage/n ist/sind richtig?**

Folgende Erkrankungen sind nach dem IfSG (Infektionsschutzgesetz) bei Tod meldepflichtig:

① Masern
② Keuchhusten
③ Diphtherie
④ Tollwut
⑤ mikrobiell bedingte Lebensmittelvergiftung

Ⓐ Alle Aussagen sind richtig.
Ⓑ Nur die Aussagen 1, 3 und 4 sind richtig.
Ⓒ Nur die Aussagen 1, 3, 4 und 5 sind richtig.
Ⓓ Nur die Aussagen 2 und 4 sind richtig.
Ⓔ Nur die Aussagen 1 und 3 sind richtig.

☒ Antwort:

Lösung Ⓑ.

Na, schon arrangiert mit den neuen Infektionsschutzgesetz?

①③④ Im **§ 6** steht, daß der Verdacht, die Erkrankung und der **TOD** (*VET*) u. a. meldepflichtig ist bei

- **DIPHTHERIE** ,
- **MASERN** und
- **TOLLWUT** .

Die anderen VET-Erkrankungen sind:

- ❍ Botulismus,
- ❍ Cholera,
- ❍ spongioforme Encephalopathien,
- ❍ Virushepatitis,
- ❍ HUS,
- ❍ virusbedingtes hämorrhagisches Fieber,
- ❍ Meningokokken-Erkrankungen,
- ❍ Milzbrand,
- ❍ Polio,
- ❍ Pest,
- ❍ Typhus und
- ❍ Paratyphus.

Den § 6 unbedingt gut lernen; er gilt in der Praxis für den HP!

② **KEUCHHUSTEN** ist nicht meldepflichtig fällt aber unter den § 34, also unter das Behandlungsverbot.

§ 24: die Behandlung von Erkrankungen nach §§ 6, 7 und 34 ist nur Ärzten gestattet.

⑤ Mikrobiell bedingte **LEBENSMITTELVERGIFTUNG** fallen zwar unter den § 6 IfSG, sind aber (*leider*) bei Verdacht und Erkrankung, nicht aber bei Tod zu melden.

Schade - knapp daneben.

3 Im folgenden sind den Formen der Prävention jeweils Maßnahmen der Gesundheitsämter zugeordnet.

Welche Aussage ist falsch?

Ⓐ Unter einer primären Krankheitsprävention versteht man Maßnahmen zur Förderung der allgemeinen Gesundheit.

Ⓑ Zur primären Krankheitsprävention gehören alle Maßnahmen zur Krankheitsverhütung durch Veränderung gesundheitlich ungünstiger Verhaltensweisen.

Ⓒ Maßnahmen zur Krankheitsverhütung durch Veränderung gesundheitlich ungünstiger Verhaltensweisen zählen zur sekundären Prävention.

Ⓓ Unter sekundärer Krankheitsprävention versteht man Maßnahmen zur Früherkennung von Krankheiten und ihre sachgerechte Behandlung.

Ⓔ Zur tertiären Prävention gehören Maßnahmen zur Verhütung von Rückfällen oder Folgeschäden.

☒ Antwort:

Lösung Ⓒ

Das Gesundheitsamt hat u. a. die Aufgabe (*oder den Ehrgeiz*), die gesunde Bevölkerung vor Infektionskrankheiten zu schützen. Dabei gibt es verschiedene Ansatzpunkte, die sich sinnigerweise

- primäre,
- sekundäre und
- tertiäre Krankheitsprävention nennen.

- Die beste Krankheit ist diejenige, die man erst gar nicht bekommt - man nennt das **PRIMÄRE KRANKHEITSPRÄVENTION**.

Zum Ausbrechen einer Krankheit gehört/gehören Keime und ein nicht ganz so abwehrstarkes Immunsystem.

Man kann versuchen, hier auf beiden Fronten zu kämpfen.

Man kann z. B. ins Auge fassen, **KEIME** zu **ELIMINIEREN** : in dieses Kapitel gehört die Ausrottung der Pocken genauso wie allgemeine Hygienemaßnahmen (*Entrattung, Entwesung*) und auch die **HYGIENEVORSCHRIFTEN** bei der Behandlung von Patienten (*Hände-, Instrumentendesinfektion, Vorschriften über zulässige Desinfektionsmittel etc.*)

ⒶⒷⒸ Auf der anderen Seite kann man die Schlagkraft des Immunsystems stärken: hierunter fällt

- vernünftige Ernährung,
- Auffrischimpfungen als Abwehrtraining,
- naturheilkundliche Maßnahmen (*Kneipp!*), aber auch
- Pflege und Unterstützung der Standortflora als eine Maßnahme, die die Oberflächenimmunität fördert.

➠ Darunter fällt z. B. auch Umstellung der Ernährung anstatt Einnahme von Abführmitteln (*Darmflora*),

➠ Verwendung von pH-neutralen Seifen, z. B. Verwendung von Hautcreme bei häufigem Gebrauch von Händedesinfektionsmitteln,

➠ Aufhören zu Rauchen um dem Bronchialepithel nicht noch den Rest zu geben etc.

All diese Maßnahmen der **PRIMÄREN PRÄVENTION** haben als Ziel, eine Erkrankung überhaupt zu **VERHINDERN**.

● Falls das nicht geklappt hat und der Patient sich trotzdem eine Infektion eingefangen hat, dreht es sich jetzt um eine **SCHADENSMINIMIERUNG** -
Ⓓ die **SEKUNDÄRPRÄVENTION**.

Durch die großzügige Verwendung von Breitbandantibiotika in den letzten Jahrzehnten haben sich reichlich resistente Keime entwickelt -
man versucht jetzt, Antibiotika gezielter und unter gleichzeitiger Stimulation der körpereigenen Abwehr einzusetzen.

Da sich Krankheiten im Frühstadium immer besser therapieren lassen als im Vollbild, gehören hier auch Maßnahmen zur **ERKENNUNG** (*Tropenkliniken*) dazu.

Weil sich die Gesundheitsämter natürlich nicht nur mit Infektionskrankheiten sondern auch u. a. mit malignen Erkrankungen beschäftigen (*leider gehören Karzinome auch zu den „Volkserkrankungen“*) sind als Mittel der sekundären Prävention z. B. auch die Empfehlungen zur **KREBSVORSORGEUNTERSUCHUNG** anzusehen und darauf folgend eine rasche Behandlung -
☞ **siehe Cervix-Karzinom** - dieses Karzinom hat im Frühstadium eine ganz anständige Prognose

⊙ Die **TERTIÄRE PRÄVENTION** „trocknet das Kind, das in den Brunnen gefallen ist“:

Ⓔ Hier geht es darum, daß so etwas nicht noch mal passiert.
Dazu gehören genauso **KONTROLLUNTERSUCHUNGEN** bei V. a. maligne Prozesse, wie Empfehlungen zum **KREISLAUFTRAINING** bei Herzinfarktpatienten und allgemeine **REHA**-Maßnahmen.

☞ Wie immer ist es so, daß nur alle Maßnahmen zusammen zu einem optimalen Ergebnis und einer Verminderung der Erkrankungen in der Bevölkerung führen können.

4 Welche Aussage/n ist/sind richtig?

Für den Furunkel gilt:

① Es handelt sich um eine tiefsitzende scharf begrenzte knotige Entzündung mit eitriger Einschmelzung von Gewebe.

② Die Erreger sind in den meisten Fällen Staphylokokken.

③ Störungen der körpereigenen Immunabwehr begünstigen das Auftreten von Furunkeln.

④ Vom Oberlippenbereich kann die Infektion über die Venen verschleppt werden und zu einer Meningo-Encephalitis führen.

Ⓐ Nur die Aussage 4 ist richtig.
Ⓑ Nur die Aussagen 2 und 3 sind richtig.
Ⓒ Nur die Aussagen 1, 2 und 3 sind richtig.
Ⓓ Nur die Aussagen 2, 3 und 4 sind richtig.
Ⓔ Alle Aussagen sind richtig.

☒ Antwort:

Lösung Ⓔ

Der **FURUNKEL** ist keine seltene Erscheinung; sie sollte aber dem verantwortungsbewußten Heilpraktiker immer Anlaß genug sein für eine vernünftige Untersuchung und ein paar weiterführende Gedanken.

① Unter einem **FURUNKEL** versteht man im Prinzip einen großen Mitesser, also eine **ENTZÜNDUNG**, die sich in der **HAUT** abspielt.

Der Hauptunterschied zwischen einem „normalen" Mitesser und einem Furunkel ist der, daß der klassische Furunkel eine **HAARBALGENTZÜNDUNG** darstellt oder doch zumindest eine Entzündung von Drüsenausführungsgängen ist. Dadurch sitzt der Furunkel **TIEFER** - die Drüsengänge reichen bis in die Subkutis und es kann durch Anschwellung der darüberliegenden Abschnitte der Haut zu einer **ABKAPSELUNG** kommen. Der sich bildende **EITER** kann nicht abfließen und breitet sich deshalb in der Subkutis aus.

Das Ganze ist schmerzhaft und deutlich als harter, oft warmer **KNOTEN** tastbar.

② **ERREGER** sind meistens **HAUTKEIME** - allen voran **STAPHYLOKOKKEN** (*natürlich gibt es auch Mischinfektionen*). In vielen Fällen werden die Staphylokokken mechanisch in die Haut eingerieben:

- ☞ Nasenbohren
- ☞ enge, reibende Kleidung etc.

Entzündungen, die durch Staphylokokken hervorgerufen werden, haben die charakteristische Eigenschaft, sich **ABZUKAPSELN**: eine abgekapselte Entzündung nennt man **ABSZESS**.

④ Selbstverständlich können sich Abszesse ausbreiten, indem sie immer mehr Gewebe einschmelzen.

Aus diesem Grund sorgt der Chirurg mit einer Inzision dafür, daß sich der Eiter nach außen entleeren kann und nicht weiter im Gewebe ausbreitet.

Es kann nämlich passieren, daß der Abszeß auch Venenwände schädigt, so daß Bakterien in den Blutstrom gelangen können. Um diese Bakterien wird natürlich dann sofort ein Mantel aus Thrombozyten gelegt um die Keime zu inaktivieren. Leider hat jede Thrombozytenaggregation die Eigenschaft zu wachsen und so bildet sich ein handfester **THROMBUS**.

Ärgerlich wird's, wenn dieser Thrombus soweit wachsen kann, daß er tatsächlich ein Venenlumen verschließt und damit eine Stauungs-Blutung verursachen kann. Das kann passieren, wenn der Thrombus in den **SINUS** sitzt, die das venöse Blut des Gehirns drainieren: die Bakterien werden von Furunkeln, die irgendwo oberhalb der Lippenspalte sitzen (*also auch im Bereich der Oberlippe*) bevorzugt durch unsachgemäße Manipulationen in eine **VENE** eingebracht (*Beispiel: Drücken oder auch Aknebehandlungen*), gelangen über den normalen venösen Drainageweg über die **VENA ANGULARIS** des inneren Augenwinkels in den **SINUS CAVERNOSUS** des Gehirns und führen dort zu einer **BLUTUNG** an der Gehirnbasis.

Siehe Amtsarztfragen HERZ/KREISLAUF VORKLINIK.

Diese Blutung kann nur durch Makrophagen resorbiert werden: es resultiert eine **ENTZÜNDUNG DER GEHIRNHÄUTE** und schlimmstenfalls auch des **GEHIRNS**. Der Patient fällt ins **KOMA** und die Intensivmediziner haben ihre liebe Mühe, die irreparablen Schäden im Bereich des Gehirns möglich gering zu halten.

Deshalb immer aufpassen, wenn es um Manipulationen im Bereich oberhalb der Mundspalte geht. Wenn eine agressive Aknebehandlung schon sein muß, dann nur unter chirurgisch sterilen Kautelen - am besten aber die Finger davon lassen!

③ Die Behandlung eines Furunkels hat also im wesentlichen das Ziel, daß der **EITER ABFLIESSEN** kann (*sterile Inzision oder Aufweichen der darüberliegenden Gewebes*) und ist damit relativ einfach.
*Es sollten sich Ihnen aber die Nackenhaare aufstellen, wenn Sie einen Patienten bekommen, der **REZIDIVIEREND** Furunkel bekommt oder vielleicht welche an ungewöhnlichen Stellen, wie z. B. im äußeren Gehörgang.*
*Normalerweise kommt die Haut mit solchen Keimen wie Staphylokokken ganz gut klar; wenn sie es nicht tut liegt vielleicht eine **ABWEHRSCHWÄCHE** vor.*
Fallen Ihnen spontan zwei mögliche Ursachen für eine Abwehrschwäche ein?

*Beispiel: 60jährige Frau, übergewichtig, Gallensteine, Hypercholesterinämie, ißt gern süß? Genau: der **DIABETES MELLITUS** Jeder Diabetes geht mit einer irgendwie verminderten Leistung des Abwehrsystems einher.*

*Oder: 35jähriger Mann; Hautausschläge, starke Durchfälle, tastbarer schmerzloser Knoten (ca. 6 cm groß) im Nacken, weiße schmerzhafte Beläge im Mundbereich, Gewichtsabnahme? Auch richtig: **AIDS**.*

Selbstverständlich verursachen auch alle chronischen Infektionen reduzierte Abwehrleistungen (Tuberkulose, chron. Osteomyelitis etc.) ebenso wie Krebserkrankungen.

Der verantwortungsbewußte Therapeut behandelt also nie nur das Symptom; er macht sich auch Gedanken über mögliche zugrunde liegende Ursachen und Erkrankungen!

5 **Welche Aussage/n ist/sind richtig?**

Faktoren der unspezifischen Resistenz des Körpers sind:

① Normalflora der Haut und Schleimhaut (Standortflora)
② Fettsäuremantel der Haut
③ niedriger pH-Wert wie z. B. im Magen oder in der Vagina
④ Lysozym

Ⓐ Nur die Aussagen 1 und 2 sind richtig.
Ⓑ Nur die Aussagen 3 und 4 sind richtig.
Ⓒ Nur die Aussagen 1, 2, und 4 sind richtig.
Ⓓ Nur die Aussagen 1, 3 und 4 sind richtig.
Ⓔ Alle Aussagen sind richtig.

☒ Antwort:
Lösung Ⓔ.

Unter **RESISTENZ** versteht man, daß ein Keim bei einem Lebewesen **KEINE INFEKTIONSKRANKHEIT** verursachen kann.

Auch zwischen einem Krankheitserreger und dem Wirt muß eine Art Verbindung bestehen.

☞ Beispiel: das Hundestaupevirus verursacht nur Erkrankungen bei Hunden, nie bei Menschen.

● Die Resistenz ist **UNSPEZIFISCH** bedeutet, daß die Resistenz *(„Infektionsfestigkeit“)* gegen alle möglichen Keime gerichtet ist;

☞ Beispiel: durch den ständigen Urinfluß im Ureter in Richtung Blase werden Keime am Aufsteigen gehindert.

○ Im Gegensatz zur unspezifischen Resistenz versteht man unter **IMMUNITÄT** dieMöglichkeit des Körpers, sich gegen **BESTIMMTE KEIME** zu wehren, so daß diese keine Infektionskrankheit hervorrufen können.

☞ Beispiel: kreisende**ANTIKÖRPER** im Blut, die ev. eingedrungene Bakterien oder Viren sofort vernichten, noch ehe klinische Erscheinungen auftreten. Die spezifische Resistenz bildet sich aus**NACH EINEM ANTIGENKONTAKT**, also nach einer durchgemachten Infektion oder nach einer Impfung und verhindert so, daß man Kinderkrankheiten zweimal bekommt. Das morphogenetische Substrat der spezifischen Resistenz sind die **GEDÄCHTNISZELLEN**.

- Nun zur **UNSPEZIFISCHEN RESISTENZ**:

① der Körper hat bzgl. eindringender Erreger einen sehr einfachen, aber überaus wirksamen Trick: neue, ankommende und möglicherweise pathogene Erreger können sich auf den Häuten und Schleimhäuten gar nicht erst niederlassen, da kein Platz mehr frei ist.

Jeder Quadratmillimeter Oberfläche unseres Körpers - sei es äußere Oberfläche, wie Haut oder auch innere Oberfläche, wie Darmepithel - ist besetzt mit eigenen „Haustierchen", mit Keimen, mit denen sich der Körper arrangiert hat und oft eine Symbiose bildet.
FREMDE ANFLUGKEIME kommen also erst gar nicht in Kontakt mit der Haut oder Schleimhaut und damit ist eine **INFEKTION UNMÖGLICH**.

☞ Das ist ja auch der Grund, warum man bei der **HYGIENISCHEN HÄNDEDESINFEKTION,** durch Aufbringen von Desinfektionsmittel auf die Hände, lediglich die **OBERFLÄCHLICH** sitzenden Keime abtötet.

Probleme entstehen freilich dann, wenn die **NORMALE STANDORTFLORA** gestört ist; jetzt können sich fremde, ev. schädlich Keime austoben und es entstehen Krankheiten.

☞ Bekannte Beispiele sind Darm- und Stuhlgangsstörungen nach **ANTIBIOTIKATHERAPIE** oder Störungen der Hautflora z. B. durch ständige **CHIRURGISCHE HÄNDEDESINFEKTION**.

② Die Haut (*und im ähnlichen Maß auch die Schleimhaut*) muß ihren Keimen natürlich auch was bieten. Da Liebe offensichtlich auch bei Keimen durch den Magen geht, füttert man sie mit Leckereien wie z. B. Fetten. Die Fette entstammen dem Talg der **TALGDRÜSEN**, der zersetzt wird und Fettsäuren hinterläßt. Diese **FETTSÄUREN** bilden den Säureschutzmantel der Haut und haben einen **pH-WERT** von ca. **5,5**.

☞ Da die „normalen" Bakterien eher leicht alkalische pH-Werte bevorzugen, können sich auf der Haut nur Keime halten, denen dieses pH-Milieu nichts ausmacht - eben die Standortflora.

Viele der heute lebenden (*medizinisch interessanten*) Bakterien sind in einer Umgebung entstanden, die Brackwasser entspricht.

③ Dieses Wasser hat in der Regel einen leicht alkalischen **pH-WERT**; das ist der Grund, warum viele Bakterien im sauern Milieu zugrunde gehen.

- Der pH-Wert im **MAGEN** ist extrem sauer: er schwankt zwischen 3,5 und 1 (*wenn Sie sich ärgern*) und man kann davon ausgehen, daß die meisten Keime, die man mit der Nahrung zu sich nimmt, dieses Säurebad nicht überstehen.

- Der pH-Wert der **HAUT** wird von den Fettsäuren verursacht; er beträgt 5,5 und stellt ein mäßiges Hindernis für Keime dar.

- Der pH-Wert des **URINS** schwankt zwischen 5 und 7,5 je nach Ernährung; je saurer der Urin ist, um so eher ist von einem Infektionsschutz auszugehen. Vorsicht also bei übertriebener Alkalisierung des Urins!

- Der pH-Wert der **VAGINA** ist ca. 4,5 und wird durch eine spezielle Bakteriensorte, die **DÖDERLEINSCHEN BAKTERIEN** hervorgerufen. Wenn diese Standortflora geschädigt ist (*Pille, Antibiotika*), jagt eine Pilzinfektion und Trichomonadeninfektion die andere.

④ Es gibt aber auch noch **ANTIBAKTERIELL WIRKSAME STOFFE** im Körper, die mit einer gezielten Antibiotikatherapie zu vergleichen sind.
Der Körper weiß, daß **GRAMPOSITIVE BAKTERIEN** oft starke **TOXIN-BILDNER** sind; denken Sie nur an das starke Exotoxin der Clostridien. (*Für diejenigen, die sich die Infektionskrankheiten noch aufgespart haben, es handelt sich im wesentlichen um den Botulismus, Tetanus und Gasbrand*).

Grampositive Bakterien sind daher als Standortflora nicht so geeignet und deshalb wird

- mit der **TRÄNENFLÜSSIGKEIT**,
- mit dem **NASENSEKRET** und auch
- im **SPEICHEL**

LYSOZYM sezerniert.

Lysozym löst die Verknüpfungen des Mureinmoleküls, der Zellwand grampositiver Bakterien auf, so daß sie früher oder später **ZERSTÖRT** werden.

6 Beurteilen Sie beide Aussagen und die Verknüpfung:

Die Behandlung einer Erkrankung nach § 6 IfSG (Infektionsschutzgesetz) muß einem Arzt überlassen werden,

weil

der Heilpraktiker Infektionskrankheiten nicht meldet.

Ⓐ Beide Aussagen und die Verknüpfung sind richtig.
Ⓑ Beide Aussagen sind richtig.
Ⓒ Nur die erste Aussage ist richtig.
Ⓓ Nur die zweite Aussage ist richtig.
Ⓔ Keine Aussage ist richtig.

☒ Antwort:

Lösung ©.

Naja, ganz ohne Gesetzeskunde geht es einfach nicht.

Im **§ 24 IfSG** steht, daß Personen, die an einer der Erkrankungen aus den §§ 6, 7 und 34 manifest erkrankt, krankheitsverdächtig oder ansteckungsverdächtig sind nur von **ÄRZTEN** behandelt werden dürfen.

☞ Neu ist, daß im Rahmen des IfSG jetzt auch schon der **NACHWEIS** einer Infektion (*Blutuntersuchung*) als **BEHANDLUNG** gilt.
Daraus ergibt sich, daß der Heilpraktiker nur noch bei **KRANKHEITSVERDACHT** meldet - aber er muß natürlich melden!

Wissen Sie noch, welche Krankheiten Sie gemäß § 6 bei Verdacht melden müssen (*§ 6 IfSG, Absatz 1, 2 und 5)?*Es sind ...

- Botulismus,
- Cholera,
- Diphtherie,
- humane spongioforme Encephalopathie,
- akute Virushepatitis,
- HUS,
- virusbedingtes hämorrhagisches Fieber,
- Masern,
- Meningokokken,
- Milzbrand,
- Polio,
- Pest,
- Tollwut,
- Typhus und
- Paratyphus sowie
- mikrobiell bedingte Lebensmittelvergiftungen und bedrohliche Krankheiten oder
- Krankheiten, bei denen ein epidemischer Zusammenhang vermutet wird.

7 Welche Aussage über die Inkubationszeit ist richtig?

Ⓐ Als Inkubationszeit bezeichnet man die Zeit von der Aufnahme der Erreger bis zum Auftreten der ersten Krankheitssymptome.

Ⓑ Als Inkubationszeit bezeichnet man die Zeit vom Auftreten der ersten Krankheitssymptome bis zum Vollbild der Erkrankung mit seinen typischen Zeichen.

Ⓒ In der Inkubationszeit sind die meisten bakteriellen Erkrankungen noch nicht ansteckungsfähig.

Ⓓ Die Inkubationszeit ist diejenige Zeitspanne, die zwischen Ansteckung und Ausheilung liegt.

Ⓔ Die Inkubationszeit ist erregerspezifisch und unabhängig von der Abwehrlage des Wirts.

☒ Antwort:

Lösung Ⓐ

Die **INKUBATIONSZEIT** bezeichnet diejenige Zeitspanne, die

ⒶⒹ
- von der **AUFNAHME DER ERREGER** (*Ansteckung*)
- bis zum **AUFTRETEN DER ERSTEN KRANKHEITS-SYMPTOME** dauert.

Wenn man sich irgendwelche Keime eingefangen hat, ist in den allermeisten Fällen die Anzahl der Keime viel zu gering, um ernsthaften Schaden anzurichten. Um eine „richtige" Krankheit auszulösen müssen sich die Keime erst mal **VERMEHREN** - oft suchen sie sich hierfür **LYMPHATISCHES GEWEBE** , wie Lymphknoten, Mandeln oder den Blinddarm raus.

Ⓔ Da die **GENERATIONSZEIT** oder die **VERMEHRUNGSGESCHWINDIGKEIT** eines jeden Erregers unterschiedlich ist, dauert es unterschiedlich lang, bis die notwendige Anzahl von Keimen zur Verfügung steht, um im Körper tatsächlich Ärger zu machen.

Die Vermehrungsgeschwindigkeit (*und damit die Inkubationszeit*) ist für jeden Erreger in weiten Grenzen **SPEZIFISCH** ; das ist ja auch der Grund, warum Krankheiten u. a. durch ihre spezifische Inkubationszeit gekennzeichnet sind (*und Sie diese deshalb auch lernen dürfen*).

Weil aber der Körper nicht nur ein hohles Gefäß ist, das nur auf irgendwelche Keime wartet, haben die **KÖRPEREIGENEN LYMPHOZYTEN** selbstverständlich auch noch ein Wörtchen mitzureden, wie schnell sich Keime vermehren!

☞ Vermutlich haben Sie es selbst auch schon gemerkt: wenn Sie nicht gut drauf sind und Ihre Abwehr nicht so ganze auf dem Posten ist, haben es die Keime leichter, vermehren sich schneller und die Krankheiten holen Sie schneller ein. Also gilt: die Vermehrungsgeschwindigkeit von Bakterien z. B. im Reagenzglas oder in der Petrischale ist im Labor recht charakteristisch; im medizinischen Bereich wird das Ganze jedoch modifiziert von der körpereigenen Abwehr.

Man kann sagen, daß, eine **VERHÄLTNISMÄSSIG LANGE INKUBATIONSZEIT** auf eine **GUTE ABWEHR** des Patienten hinweist.

Ⓑ Viele Krankheiten weisen **PRODROMALSTADIEN** (*Frühstadien*), wie

- **KONJUNKTIVITIS**,
- **HUSTEN**,
- **TONSILLITIS** etc. auf,

die leider alles Andere als charakteristisch sind. Für die exakte Diagnose (*oder vielmehr Verdachtsdiagnose*) muß man wirklich warten, bis sich Koplik'sche Flekken, Hautausschläge etc. eingestellt haben. Nichtsdestotrotz werden diese Frühstadien auch bereits von diesen **KEIMEN** hervorgerufen - und die Inkubationszeit endet mit dem Auftreten von **KRANKHEITSERSCHEINUNGEN**.

© Tja, schön wär's!

Man kann davon ausgehen, daß ab der **ZWEITEN HÄLFTE DER INKUBATIONSZEIT** viele Krankheiten bereits **ANSTECKUNGSFÄHIG** sind: an kann also bereits dann Andere anstecken, wenn man noch gar nicht weiß, daß man krank ist.

Bei den besonders gefährlichen **QUARANTÄNE-ERKRANKUNGEN** (*Lungenpest und virusbedingtes hämorrhagisches Fieber*) werden deshalb auch **ANSTECKUNGSVERDÄCHTIGE PERSONEN**, also solche, die sich möglicherweise angesteckt haben, in Quarantäne genommen.

8 Beurteilen Sie beide Aussagen und die Verknüpfung:

Die namentliche Meldung eines AIDS-Kranken an das Gesundheitsamt ist nach dem IfSG (Infektionsschutzgesetz) nicht erforderlich,

weil

alle venerisch übertragbaren Krankheiten nur von Ärzten behandelt werden dürfen.

Ⓐ Beide Aussagen und die Verknüpfung sind richtig.
Ⓑ Beide Aussagen sind richtig.
Ⓒ Nur die erste Aussage ist richtig.
Ⓓ Nur die zweite Aussage ist richtig.
Ⓔ Keine Aussage ist richtig.

☒ Antwort:

Lösung Ⓑ.

Im **INFEKTIONSSCHUTZGESETZ** heißt es im § 7, Absatz 3: **NICHT-NAMENTLICH** ist der Nachweis folgender Erreger zu melden:

- Treponema pallidum,
- HIV,
- Echinokokkus,
- Plasmodium,
- Rubellavirus,
- Toxoplasma gondii.

Ein AIDS-Kranker ist also nur (*durch den Arzt*) nichtnamentlich dem Gesundheitsamt zu melden.

§§ Außerdem steht im §24 IfSG, daß Patienten nach §6 und §7 nur von **ÄRZTEN** behandelt werden dürfen.

Weiterhin ist diese Einschränkung erweitert auf alle **SEXUELL ÜBERTRAGBAREN KRANKHEITEN**.

Beide Aussagen sind also für sich alleine richtig, haben aber nichts miteinander zu tun.

9 Welche Aussage/n ist/sind richtig?

Durch nicht ausreichend sterilisierte Spritzennadeln kann/ können typischerweise folgende Erkrankungen/Keime übertragen werden:

① HIV
② Tuberkulose
③ Hepatitis B
④ Hepatitis A
⑤ Tetanus

Ⓐ Nur die Aussage 1 ist richtig.
Ⓑ Nur die Aussagen 1 und 3 sind richtig.
Ⓒ Nur die Aussagen 1, 3 und 4 sind richtig.
Ⓓ Nur die Aussagen 1, 3, 4 und 5 sind richtig.
Ⓔ Alle Aussagen sind richtig.

☒ Antwort:
Lösung Ⓑ.

Haben Sie die Frage richtig gelesen? Es war gefragt, welche Erkrankungen ***typischerweise*** *übertragen werden können! Gewöhnen Sie es sich an, die Fragen ganz genau durchzulesen!*

☞ *Wohl dem, der schon mal in einer Praxis (mit-) arbeiten konnte - vermutlich ist Ihnen dann der allgegenwärtige Aufdruck auf allen Desinfektionsmitteln aufgefallen „wirksam gegen* ***HIV*** *und* ***HEPATITIS B****".*

① Das **HIV-VIRUS** ist eigentlich kein besonders widerstandsfähiger Keim. Wenn sich das Virus längere Zeit an der Luft befindet, ist es nicht mehr infektiös. Die hauptsächlich Ansteckungsquelle im medizinischen Bereich ist das **BLUT** HIV-positiver Patienten.

☞ Deshalb sollte man es sich von vorne herein angewöhnen, gebrauchte Kanülen **NIE IN DIE PLASTIKHÜLLE ZURÜCKZUSTECKEN**, sondern immer sofort im **KANÜLENSAMMLER** entsorgen - 70 % aller Nadelverletzungen ereignen sich beim Zurückstecken der Nadel in die Hülle!

Weitere Ansteckungsmöglichkeiten sind

- Wundpflege
- Zahnbehandlungen,
- Geburtshilfe und natürlich
- chirurgische Eingriffe.

Man kann sich nicht nur über **NADELSTICHE** anstecken, sondern auch indem HIV-positives **BLUT** auf **OFFENE HAUTSTELLEN**, rissige Haut oder Schleimhäute gelangt. Deshalb sind im Zweifelsfall Handschuhe, Mund- und ggf. Augenschutz anzulegen!

Obwohl das Virus nicht besonders aggressiv oder widerstandsfähig ist, ist ein vernünftiger Schutz vor HIV-Viren angesichts der miesen Prognose der Erkrankung besonders wichtig!

② **TUBERKULOSE** wird fast immer durch **TRÖPFCHENINFEKTION** übertragen: ein Patient mit offener Lungentuberkulose hustet und verstreut dadurch seine Bazillen in der Umgebung. Da sich die Mykobakterien nur unter ganz bestimmten (*seltenen*) Umständen überhaupt im Blut befinden (*hämatogene Streuung bei generalisierter Tbc*), ist eine Infektion über Spritzennadeln äußerst unwahrscheinlich. Eine parenterale Infektionsmöglichkeit kann man sicher nie 100 %ig ausschließen - sie ist aber insgesamt sehr **UNWAHRSCHEINLICH**.

③ Das **HEPATITIS B - VIRUS** ist jetzt wieder ein anders Kaliber. Es ist nicht so empfindlich auf Umwelteinflüsse wie das HIV-Virus und kann längere Zeit in Blut und Blutprodukten infektiös bleiben. Das Hepatitis B - Virus ist deshalb der **PRÜFSTEIN** für jedes Desinfektionsmittel - ähnlich wie der Prüfstein für die Sterilisation Sporen sind.
Ähnlich wie beim HIV-Virus ist die hauptsächliche Infektionsquelle **BLUT** und **BLUTBESTANDTEILE**.

Um sich als Therapeut zu schützen ist eine **IMPFUNG** empfehlenswert (*die Impfung ist seit 97 Bestandteil des allgemeinen Impfprogramms*) sowie das Tragen von **HANDSCHUHEN** bei allen Arbeiten, die mit Patientenblut zu tun haben.

④ Das **HEPATITIS A - VIRUS** wird hauptsächlich während der Inkubationszeit und zu Beginn der Erkrankung mit dem **STUHL** ausgeschieden, auch wenn es sich, wie bei allen Virushepatitiden um eine Allgemeininfektion handelt. Es handelt sich also um eine **FÄKAL-ORALE ÜBERTRAGUNG**, die meistens verunreinigtes Trinkwasser, rohe Schalentiere (*Austern*) und rohe Salate und Gemüse als Basis hat.
Man wird zwar auch hier kein „nie" zu einer irgendwie gearteten parenteralen Infektionsmöglichkeit sagen können - es ist jedoch ebenfalls sehr unwahrscheinlich.

⑤ **TETANUS** wird übertragen, indem Tetanussporen aus der Umgebungsluft in kleine **WUNDEN** oder in Wunden mit **TASCHENBILDUNG** gelangen und sich dort unter **LUFTABSCHLUSS** zu toxinproduzierenden Bakterien (*Clostridium tetani*) entwickeln. Die Clostridien produzieren ein **TOXIN**, das über die Nervenbahnen ins ZNS wandert und dort überschießende, erregende Nervenimpulse auslöst (*das Toxin hemmt die Hemmung der Impulse im Rückenmark*
Theoretisch und ganz hypothetisch wäre eine Übertragung von toxinproduzierenden Bakterien parenteral möglich, wenn man eine Injektion in ein infiziertes Gebiet vornimmt und gleich darauf sich (*oder einen Anderen*) mit der gleichen Nadel sticht. Weiterhin ist es möglich, daß sich bei unzureichender Desinfektion des Punktionsareals Clostridium-Sporen auf der Haut befinden, die in den Stichkanal einwandern und sich dort weiterentwickeln können - das Ganze ist jedoch auch eher selten und sicher nicht als **TYPISCHE INFEKTION** durch unzureichend sterilisierte Spritzennadeln anzusehen.

10 Welche Aussage/n ist/sind richtig?

Im Erkrankungsfall sind nach § 6 IfSG für den Heilpraktiker folgende Erkrankungen meldepflichtig:

① AIDS
② Tuberkulose
③ Masern
④ Lues
⑤ humane spongioforme Encephalopathie

Ⓐ Alle Aussagen sind richtig.
Ⓑ Nur die Aussagen 1, 2, 3 und 5 sind richtig.
Ⓒ Nur die Aussagen 2, 3 und 5 sind richtig.
Ⓓ Nur die Aussage 2 ist richtig.
Ⓔ Nur die Aussage 3 ist richtig.

☒ Antwort:

Lösung ©.

Na, geklappt?

Für den HP sind folgende Erkrankungen bei VET (*also auch bei Erkrankung*) namentlich zu melden:

- Botulismus,
- Cholera,
- Diphtherie,
- ⑤ **HUMANE SPONGIOFORME ENCEPHALOPATHIE** ,
- akute Virushepatitis,
- HUS,
- virusbedingtes hämorrhagisches Fieber,
- ③ **MASERN**,
- Meningokokken,
- Milzbrand,
- Polio,
- Pest,
- Tollwut,
- Typhus und
- Paratyphus.

② Bei **ET** (*also ebenfalls bei Erkrankung*) namentlich meldepflichtig ist die behandlungsbedürftige **Tuberkulose**.

Eine mikrobielle Lebensmittelvergiftung ist namentlich meldepflichtig bei **VE**.

Der § 7 setzt einen Erregernachweis voraus; nachdem der HP bei einem Verdacht auf eine Erkrankung aus dem Bereich des IfSG keinen Erregernachweis macht, entfällt hier die Meldepflicht (*was nicht heißt, daß Sie den § 7 nicht lernen müssen!*).

Nach § 7 sind nichtnamentlich zu melden:

④ • **TREPONEMA PALLIDUM** (*Lues*),
① • **HIV**,
- Echinokokkus,
- Plasmodien (*Malaria*),
- Rubellaviren (*angeborene Röteln*),
- Toxoplasma gondii (*angeboren*).

11 Welche der folgenden Aussagen ist richtig?

Ⓐ Sowohl bei der hygienischen als auch bei der chirurgischen Händedesinfektion erfolgt zuerst die Desinfektion der Hände und dann die Reinigung der Hände.

Ⓑ Bei der chirurgischen Händedesinfektion erfolgt zuerst die Desinfektion und dann die Reinigung der Hände.

Ⓒ Bei der hygienischen Händedesinfektion erfolgt zuerst die Reinigung der Hände und dann die Desinfektion.

Ⓓ Bei der chirurgischen Händedesinfektion werden die Hände nur desinfiziert.

Ⓔ Bei der hygienischen Händedesinfektion erfolgt zuerst die Desinfektion und dann gegebenenfalls die Reinigung der Hände.

☒ Antwort:

Lösung Ⓔ.

Wenn man's weiß, ist's ganz einfach.

Prinzipiell unterscheidet sich eine **CHIRURGISCHE** von einer **HYGIENISCHEN** Händedesinfektion durch das Maß der Keimfreiheit der Hände.
Wenn man **OPERIERT**, muß man natürlich eine weitestgehende **KEIMARMUT** der Hände anstreben; z. T. schädigt man durch wiederholte chirurgische Händedesinfektion die eigene **STANDORTFLORA** ganz erheblich!

- Bei der **CHIRURGISCHEN** Händedesinfektion entfernt man zunächst akribisch jedes kleine Schmutzpartikel, hinter dem sich ein Keim verstecken könnte; sprich: man führt eine gründliche **REINIGUNG** der Hände, Fingernägel und Unterarme durch. Erst wenn die Schlupfwinkel von potentiellen Krankheitserregern minimiert worden sind, kann man zum Auftragen von **DESINFEKTIONSMITTELN** übergehen. Da die Einwirkdauer von Desinfektionsmitteln ein wesentlicher Bestandteil der tatsächlichen Keimreduktion ist, läßt man bei der chirurgischen Händedesinfektion das Desinfektionsmittel mindesten **5 MINUTEN** einwirken.

☞ Also:

ⒶⒷⒸⒹ **CHIRURGISCHE HÄNDEDESINFEKTION**:

➠ Hände gründlich waschen,

➠ dann desinfizieren.

❍ Die **HYGIENISCHE** Händedesinfektion hat zum Ziel, **ANFLUGKEIME** zu entfernen.

Da z. B. während einer körperlichen **UNTERSUCHUNG** logischerweise Bakterien der Standortflora des Patienten auf Ihre Hände gelangen, entfernen Sie diese anschließend mittels einer hygienischen Händedesinfektion. Wenn Sie Glück haben, schädigen Sie wirklich nur die oberflächlich sitzenden neuen Anflugkeime und lassen Ihre eigenen Hautflora weitgehend in Ruhe.

☞ Wenn Sie allerdings ein große, gut gehende Praxis haben, empfiehlt es sich natürlich zwischendurch, Ihre Standortflora mit Handcreme zu „füttern".

Ⓔ **DURCHFÜHRUNG:**

☞ Einfach 3 ml **DESINFEKTIONSMITTEL** auf bei Hände verteilen und ca. 30 Sekunden warten.

Das reicht für oberflächlich sitzende Keime; die hygienische Händedesinfektion soll vor und nach jedem **PATIENTENKONTAKT** durchgeführt werden.

Sie **KÖNNEN** hinterher die Hände waschen, **MÜSSEN** es aber nicht.

☺ *Ich gehe davon aus, daß Ihre Patienten sich vorher gewaschen haben und nicht wirklich schmutzig sind...*

12 Beurteilen Sie beide Aussagen und die Verknüpfung:

Die Sterilisation im Autoklaven (Hochdrucksterilisation) kann bei niedrigerer Temperatur als im Heißluftsterilisator durchgeführt werden,

weil

Wasserdampf eine geringere Wärmeleitfähigkeit als Luft besitzt.

Ⓐ Beide Aussagen und die Verknüpfung sind richtig.
Ⓑ Beide Aussagen sind richtig.
Ⓒ Nur die erste Aussage ist richtig.
Ⓓ Nur die zweite Aussage ist richtig.
Ⓔ Keine Aussage ist richtig.

☒ Antwort:
Lösung ©.

STERILISATION bedeutet, einen Gegenstand so zu präparieren, daß er entweder überhaupt keine Keime mehr enthält, oder daß die verbleibenden Keime „tot", also vermehrungsunfähig sind.

Es gibt verschiedene Methoden:

① **THERMISCHE VERFAHREN**
Hier unterscheidet man die

- **TROCKENE HITZE** und die
- **FEUCHTE HITZE**.

- Ein **HEISSLUFTSTERILISATOR** arbeitet mit **TROCKENER** Hitze und erhitzt das Sterilisationsgut auf 180 ° C. Wichtig ist, daß die Hitze auch wirklich ins Innere eindringt und dort lange genug wirkt.
LUFT hat prinzipiell eine geringe Wärmekapazität und eine schlechte Wärmeleitfähigkeit, d. h. Luft überträgt die Hitze schlechter als andere Medien auf das Sterilisationsgut. Um sicherzugehen, daß die Wärmeübertragung trotzdem in ausreichendem Maß klappt, muß die 180 ° C heiße Luft **60 MINUTEN** einwirken. Da das eine recht lange Zeit ist, kann sich helfen, indem man den Heißluftsterilisator mit einer Luftumwälzung ausstattet, oder das Sterilisationsgut in Glyzerin oder Öl bettet und so die Einwirkzeit (*Abtötungszeit*) auf **30 MINUTEN** reduziert.

⊙ Sicherer ist die Sterilisation mit **FEUCHTER** Hitze im **AUTOKLAVEN**. Vor allem übersättigter **WASSERDAMPF** leitet die Wärme gut; außerdem wird die Abtötung von Keimen noch durch die Anfeuchtung beschleunigt.

Im Autoklaven reicht bei

➡ **120 °C**, ➡ **1 bar** Überdruck eine ➡Einwirkzeit von **15 BIS 20 MINUTEN**
und bei
➡ **134 °C** ➡ **2 bar** Überdruck eine ➡Einwirkzeit von **5 BIS 10 MINUTEN**

Im Autoklaven lassen sich aufgrund der niedrigeren Temperatur auch empfindlichere Geräte und Kleidung sterilisieren.

☞ Sterilisatoren müssen bei jedem Sterilisationsvorgang überprüft werden, ob sie die vorgeschriebene **TEMPERATUR** auch wirklich erreicht haben; üblicherweise gibt's hierfür **FARBINDIKATOR-BÄNDER**.

§§ Meistens einmal im Jahr (*je nach dem wie häufig der Sterilisator benutzt wird*), wird der sterilisierende Effekt mittels sogenannter **SPORENPÄCKCHEN** überprüft: man legt ein Päckchen sporenhaltige Erde (*meistens von **BACILLUS STEAROTHERMOPHILUS***) in die Mitte des Geräts und startet einen normalen Durchgang. Danach wird die Erde aus dem Päckchen von einem mikrobiologischen Institut auf lebende Keime überprüft.

② Man kann außer durch Hitze auch mit „**CHEMISCHEN KEULEN**" sterilisieren. Vorteil dieser Verfahren ist es, daß das Sterilisationsgut kaum oder nicht erhitzt zu werden braucht, Nachteil ist die Giftigkeit der zu verwendeten Substanzen. Im wesentlichen werden

- **ÄTHYLENOXID-GAS** und
- **FORMALIN** verwendet

③ Als letzte Möglichkeit gibt's noch die **STERILFILTRATION**

Man verwendet sie, um empfindliche Flüssigkeiten bakterienfrei zu machen. Streng genommen handelt es sich dabei um keine echte Sterilisation, da Viren die Poren in den Filtern passieren können.
Die Methode findet deshalb hauptsächlich in der kosmetischen Industrie und in der Lebensmittelindustrie Anwendung.

13 Welche Aussage ist richtig?

Was versteht man unter einer Simultan-Impfung bei der Tetanus-Prophyllaxe?

Ⓐ Gleichzeitige aktive Immunisierung mit Virus- und Bakterienantigenen.

Ⓑ Gleichzeitig passive Immunisierung mit verschiedenen Hyperimmunseren.

Ⓒ Eine Kombination von Lebend- und Totimpfstoff.

Ⓓ Gleichzeitig eine passive und aktive Immunisierung.

Ⓔ Die Kombination von Tetanus- und Diphtherietoxoid.

☒ Antwort:

Antwort Ⓓ

Man unterscheidet eine

- ● **AKTIVE** und eine
- ❍ **PASSIVE** Impfung.

● Eine **AKTIVE IMPFUNG** aktiviert den Körper bzw. das Immunsystem, wie der Name schon sagt, während eine passive Impfung das Immunsystem nicht zu irgendwelcher Arbeit veranlaßt.

❍ Bei einer **PASSIVEN IMPFUNG** verabreicht man **ANTIKÖRPER** ; der terminus technicus heißt „**HYPERIMMUNSEREN**“. Die Antikörper binden sich an die eingedrungenen Keime, die daraufhin sehr schnell von Makrophagen gefressen werden - der Rest vom Körper weiß gar nichts von einer Infektion.

☞ Im Klartext heißt das: bei einer **PASSIVEN IMMUNISIERUNG** mit **HYPER-IMMUNSEREN** tritt die **WIRKUNG** sehr **SCHNELL** ein; es wird jedoch keine körpereigene Antikörperbildung veranlaßt und damit gibt's auch **KEINE GEDÄCHTNISZELLEN**.
Der **IMPFSCHUTZ** dauert nur solange, wie sich die Antikörper im Blut aufhalten: **EINIGE TAGE**.
Wenn der Patient dann wieder mit denselben Keimen in Kontakt kommt, läuft er genauso wieder Gefahr, eine Infektion zu bekommen.

Beispiele für eine passive Immunisierung sind:

- die **TETAGAM-IMPFUNG** wenn sich der Patient verletzt hat und man nicht sicher sein kann, daß noch ein ausreichender Tetanus-Impfschutz besteht oder
- die Gabe von Hyperimmunserum bei Verdacht auf **TOLLWUT** oder auch
- bei einer Spritzenverletzung, wenn man nicht genau weiß, ob derjenige in ausreichendem Maß Antikörper gegen das **HEPATITIS B** - Virus im Blut hat.

- Die **AKTIVE IMPFUNG** setzt eine kleine systemische Entzündung und veranlaßt den Körper so zu einer **ANTIKÖRPERBILDUNG**. Dadurch entstehen **GEDÄCHTNISZELLEN** und der Mensch ist in Zukunft geschützt vor einer Infektion mit dieser Art von Keimen.
  Der Impfschutz bei einer aktiven Impfung tritt erst dann ein, wenn Antikörper in ausreichendem Maß gebildet sind; das kann schon mal **14 TAGE** dauern - dafür hält er im günstigen Fall ein Leben lang an.
  Zur aktiven Impfung kann man

  - **ABGESCHWÄCHTE** (*attenuierte*) Bakterien oder **VIREN** verwenden *(Lebendimpfstoffe)*
  - **ABGETÖTETE KEIME** (*Totimpfstoffe)*
  - **TOXOIDIMPFSTOFFE**, wenn die Toxinbildung für die Krankheitssymptome verantwortlich ist und
  - **EXTRAKTIMPFSTOFFE**, die z. B. gegen Kapselantigene gerichtet sind (*Meningokokken-Impfung)*

Am wirksamsten sind natürlich die **LEBENDIMPFSTOFFE**; Totimpfstoffe bieten in der Regel nur einen Schutz, der zwischen 1 und 10 Jahren anhält.

In manchen Fällen kann man die verzögerte Antikörperbildung ausnutzen und dem Patienten **GLEICHZEITIG** ein Hyperimmunserum (*also Antikörper*) spritzen und attenuierte Keime oder Toxoide als aktive Impfung. Die **PASSIVE IMPFUNG** (*die Antikörper*) schützt bei einer akuten Infektion des Patienten solange bis die körpereigene Antikörperbildung eingesetzt hat, so daß durch die gleichzeitige passive und **AKTIVE IMPFUNG** ein kompletter durchgängiger Impfschutz erreicht wird.

☞ Eine gleichzeitige aktive und passive Impfung nennt man
Ⓓ **SIMULTAN-IMPFUNG**.

Ⓐ Eine gleichzeitige Immunisierung mit Virus- und Bakterienantigenen (*und ev. noch Toxoidimpfstoffen*) nennt man einfach **MEHRFACHIMPFUNG**.
☞ Beispiel: Hämophilus + Polio + Hepatitis B + Diphtherie im 3., 5. und 12. Lebensmonat.

Ⓑ Eine gleichzeitige Immunisierung mit diversen **HYPERIMMUNSEREN** macht man nur in Notfällen, da die verabreichten Antikörper Fremdeiweiß darstellen und es zu allergischen Reaktionen kommen kann; man würde aber auch in diesem Fall einfach von einer **MEHRFACHIMPFUNG** sprechen.

Ⓒ Eine Kombination von Lebend- und Totimpfstoffen stellt eine **AKTIVE MEHRFACHIMPFUNG** dar.

Ⓔ Sowohl Tetanus als auch Diphtherie-Impfstoffe stellen **TOXOIDIMPFSTOFFE** dar; wobei ab dem 6. Lebensjahr üblicherweise ein Impfstoff mit reduziertem Diphtherie-Toxoid-Gehalt in Verbindung mit dem Tetanus-Toxoid verwendet wird; es handelt sich auch wieder um eine **MEHRFACHIMPFUNG**.

14 Beurteilen Sie beide Aussagen und die Verknüpfung:

Die aktive Diphtherie-Impfung wird heute nicht mehr empfohlen,

weil

im Frühstadium (Vorliegen einer Angina mit Diphtherieverdacht) eine chemotherapeutische Behandlung in der Regel zur raschen Ausheilung ohne Folgen führt.

Ⓐ Beide Aussagen und die Verknüpfung sind richtig.
Ⓑ Beide Aussagen sind richtig.
Ⓒ Nur die erste Aussage ist richtig.
Ⓓ Nur die zweite Aussage ist richtig.
Ⓔ Keine Aussage ist richtig.

☒ Antwort:
Lösung Ⓔ.

Das krankheitsauslösende Agens bei der **DIPHTHERIE** ist das **TOXIN**, das von den **CORYNEBAKTERIEN** produziert wird. Die eigentliche **INFEKTION** und Bakterienvermehrung ist ein **LOKALES GESCHEHEN** - lediglich das **TOXIN** breitet sich im Gewebe aus.

Das **TOXIN** ist in der Lage, den **HERZMUSKEL** und die **NERVEN** zu schädigen, sowie lokal **PSEUDOMEMBRANEN** und **SCHWELLUNGEN** *(Kehlkopf!)* zu verursachen.
Deshalb ist es im Rahmen der Infektiologie auch ziemlich egal, wo sich die Bakterien aufhalten - an den Tonsillen, in der Nase, auf der Haut (*Wunddiphtherie*) - das **TOXIN** ist aggressiv und breitet sich immer recht schnell im Körper aus.

*Das Dumme an der Sache ist, daß sich das Toxin schnell intrazellulär verschanzt und somit für das Immunsystem nicht mehr erreichbar ist; die normale **ANTIKÖRPERBILDUNG** kommt zu spät und kann das Ausbrechen der Krankheit nicht mehr verhindern. Chancen bestehen nur, wenn der Patient geimpft ist: am besten frühzeitig eine aktive Impfung; später steht ein passiver Impfstoff zur Verfügung, allerdings wird das Ganze ein enger Wettlauf mit der Zeit.*

Intrazelluläres Toxin kann nicht mehr neutralisiert werden.

*Eine möglichst **FRÜHZEITIGE IMPFUNG** gegen Diphtherie ist deshalb empfehlenswert - man impft ab dem 3. Lebensmonat. Bis zum 15. Lebensmonat verträgt das kindliche Immunsystem Einiges ohne daß Komplikationen auftreten, ab dem 6. Lebensjahr wird ein abgeschwächtes Toxoid verwendet (oft in Kombination mit dem Tetanustoxoid).*

Die **DIPHTHERIE-IMPFUNG** bei **ERWACHSENEN** wird nur dann empfohlen, wenn es sich um **MEDIZINISCHES PERSONAL** handelt oder um Leute, die viel mit anderen Menschen zusammenkommen und wenn die letzte Immuniserung länger als 10 Jahre zurückliegt. Auch hier verwendet man oft die **KOMBINATION** mit den Tetanus-Toxoid.

Im Frühstadium einer Diphtherie-Erkrankung gibt es natürlich viele chemotherapeutische (antibiotische) Möglichkeiten den Keimen den Garaus zu machen.
Nur, das ist nicht des Pudels Kern: das ***TOXIN*** *hat die Krankheitserscheinungen auf dem Gewissen und das wird durch die Antibiotikatherapie nicht tangiert. Deshalb nützt die beste Antibiotikatherapie (fast) nichts, wenn die Toxine erst mal „in Umlauf" sind.*

15 Welche Aussage/n ist/sind richtig?

Gegen die folgenden Infektionskrankheiten gibt es gut wirksame Impfungen:

① Scharlach
② Mumps
③ Hepatitis C
④ Masern
⑤ Poliomyelitis

Ⓐ Nur die Aussagen 2 und 5 sind richtig.
Ⓑ Nur die Aussagen 1, 3 und 4 sind richtig.
Ⓒ Nur die Aussagen 2, 3 und 4 sind richtig.
Ⓓ Nur die Aussagen 2, 4 und 5 sind richtig.
Ⓔ Nur die Aussagen 2, 3, 4 und 5 sind richtig.

☒ Antwort:
Lösung Ⓓ.

Man ist ständig bemüht, nebenwirkungsarme und gut wirksame Impfungen zu finden; Stand 2001 ist folgender (*Im Zweifelsfall im Internet, Paul-Ehrlich-Institut nachschauen*).

① **SCHARLACH** wird hervorgerufen durch ein Toxin der **β-HÄMOLYSIERENDEN STREPTOKOKKEN DER GRUPPE A**.

Möglicherweise handelt es sich um eine Hyperimmunreaktion des Körpers gegen dieses Toxin nach wiederholten Streptokokkeninfektionen. Das ist auch der Grund, warum man Scharlach mehr als einmal bekommen kann.

☞ Eine **IMPFUNG** existiert gegen Scharlach (*noch*) **NICHT**.

② Dagegen müssen wir bei der **MUMPS** nicht leer ausgehen: hier gibt es einen Impfstoff, der meistens in der Dreierkombination

- Masern,
- Mumps,
- Röteln verabreicht wird.

➠ Die erste dieser Impfungen sollte **ZWISCHEN DEM 12. UND 15 LEBENSMONAT** durchgeführt werden, also kurz nach dem Verschwinden der mütterlichen Antikörper.

➠ Die zweite Impfung ist bei Schulbeginn oder 4 Wochen nach der ersten Impfung zu empfehlen.
Bei Erwachsenen wird nur geimpft, wenn es sich um Berufstätige im Gesundheitswesen handelt, die noch keine Antikörper haben.
Es handelt sich dabei um einen **LEBENDIMPFSTOFF**.

③ Gegen **HEPATITIS C** gibt es leider noch **KEINE WIRKSAME IMPFUNG**, da das Virus extrem schwierig zu züchten ist. Es steht weder eine passive noch eine aktive Prophylaxe zur Verfügung.

☞ Bei den Hepatitiden gibt es Impfungen gegen das

- **HEPATITIS A** - und gegen das
- **HEPATITIS B** - Virus.

④ Gegen **MASERN** existiert ein **LEBENDIMPFSTOFF**, der in der Regel zweimal gegeben werden muß

🕮 **siehe Mumps-Masern-Röteln-Impfung.**

Erwachsene werden nur geimpft bei erhöhter beruflicher Gefährdung (*medizinischer Bereich, Kindergärten*) und bei Immunitätslücken.

⑤ Auch gegen die **KINDERLÄHMUNG** (*Polio*) existiert ein Impfstoff.

☞ Die **POLIO-IMPFUNG** wird ab dem 3. Monat, gleichzeitig mit Diphtherie, Hämophilus und Hepatitis B empfohlen.

Bei dem Impfstoff handelt es sich um ein inaktiviertes Virus, das parenteral appliziert wird.

Zusammenfassend die **IMPFEMPFEHLUNGEN FÜR KINDER** :

geimpft werden soll gegen

- Diphtherie,
- Keuchhusten,
- Tetanus,
- Hämophilus influencae,
- Hepatitis B,
- Poliomyelitis,
- Masern,
- Mumps und
- Röteln. Ein Impfstoff gegen
- Varizellen existiert auch und wird Kindern mit Immunschwächen (*Leukämie etc.*) verabreicht.

Für **ERWACHSENE** stehen zusätzlich folgende Impfstoffe zur Verfügung (*und werden empfohlen*):

- Cholera,
- FSME,
- Gelbfieber,
- Hepatitis A,
- Influenza,
- Meningokokken (*in Ausnahmefällen*),
- Pneumokokken,
- Tollwut,
- Typhus,
- Varizellen.

16 Beurteilen Sie beide Aussagen und die Verknüpfung:

Wenn keine klinischen Symptome einer übertragbaren Krankheit vorliegen, gilt der/die Betreffende nicht als anstekkend,

weil

nur manifest erkrankte Personen ansteckungsfähig sind.

Ⓐ Beide Aussagen und die Verknüpfung sind richtig.
Ⓑ Beide Aussagen sind richtig.
Ⓒ Nur die erste Aussage ist richtig.
Ⓓ Nur die zweite Aussage ist richtig.
Ⓔ Keine Aussage ist richtig.

☒ Antwort:
Lösung Ⓔ

🕮 *Na, haben Sie noch im Kopf, was wir über die Inkubationszeit in der* ***FRAGE #7*** *gesagt haben?*

Viele Infektionskrankheiten sind bereits in der zweiten Hälfte der **INKUBATIONSZEIT** ansteckend, d. h. man kann die Keime bereits verbreiten, wenn noch niemand weiß, daß man sich angesteckt hat. Bei vielen viral verursachten Krankheiten ist es sogar so, daß, wenn die klinischen Erscheinungen ganz typisch sind und ihren Höhepunkt erreicht haben, die Ansteckungsgefahr bereits deutlich vermindert ist.
Also gilt ein Patient selbstverständlich auch dann als **ANSTECKUNGSVERDÄCHTIG**, wenn (*noch*) keine klinischen Symptome vorliegen.

Nur noch mal kurz ein paar Vokabeln aus dem IfSG:

- **ANSTECKUNGSVERDÄCHTIG** ist man, wenn man „unter Verdacht" steht, daß man sich angesteckt haben könnte, also wenn z. B. alle in der Umgebung Typhus oder sonst was „Nettes" haben. Es besteht die Möglichkeit, daß man selbst erst in der Inkubationszeit ist, aber man kann - nie wieder vergessen - bereits in der **INKUBATIONSZEIT** Andere anstecken.
- Beim Vorliegen typischer klinischer Symptome, wie einem Ikterus oder Koplik'schen Flecken etc. spricht man von „**KRANKHEITSVERDÄCHTIG**".
- Wenn man (*durch eine Blutuntersuchung*) Keime oder spezifische Antikörper etc. nachgewiesen hat, spricht man von „**KRANK**".

§§ Nach dem IfSG nimmt der Heilpraktiker einem krankheitsverdächtigen Patienten kein Blut ab, um eine Laboruntersuchung zur Verifizierung zu veranlassen - das fällt bereits unter „Behandlung" und ist dem Heilpraktiker verboten.

17 Welche Aussage/n ist/sind richtig?

Gegen die folgenden Infektionskrankheiten gibt es eine aktive Immunisierung durch Impfung:

① Hepatitis A
② Hepatitis B
③ Varizellen
④ Scharlach
⑤ Pertussis

Ⓐ Nur die Aussage 1 ist richtig.
Ⓑ Nur die Aussagen 1 und 4 sind richtig.
Ⓒ Nur die Aussagen 1, 2, 3 und 5 sind richtig.
Ⓓ Nur die Aussagen 1, 2, 4 und 5 sind richtig.
Ⓔ Alle Aussagen sind richtig.

☒ Antwort:
Lösung Ⓒ.

IMPFUNGEN werden in der letzten Zeit gern gefragt.

AKTIVE IMMUNISIERUNGEN induzieren kleine systemische Entzündungen im Körper und veranlassen die Lymphozyten **GEDÄCHTNISZELLEN** zu bilden.

Dadurch ist ein **LANGER IMPFSCHUTZ** gewährleistet.

① Es gibt gegen **HEPATITIS A** eine **AKTIVE IMPFUNG**; es handelt sich um einen **TOTIMPFSTOFF** .

Die Impfung wird empfohlen für

- Reisende in Länder mit niedrigerem hygienischen Standard,
- für Beschäftigte im Gesundheitswesen, in Kindergärten, Heimen, für Beschäftige im Abwasserbereich oder auch in lebensmittelverarbeitenden Betrieben.
- Die Impfung wird außerdem empfohlen für chronisch Leberkranke.

② Auch gegen **HEPATITIS B** gibt es eine **AKTIVE IMPFUNG** ; es handelt sich ebenfalls um einen **TOTIMPFSTOFF** .

Die Impfung wird besonders empfohlen

- für Beschäftige im Gesundheitswesen,
- für Dialysepatienten und
- für chronisch Leberkranke.

Gegen Hepatitis B steht zusätzlich eine passive Impfung zur Verfügung.

③ Auch für **WINDPOCKEN** (*Varizella-Virus*) gibt es eine **IMPFUNG**.

Da diese Kinderkrankheit normalerweise keinen allzu schlimmen Verlauf hat, wird die Impfung für Kinder, die Tumoren oder Leukosen haben und/oder vor einer **IMMUNSUPPRESSION** stehen empfohlen. Für Erwachsene wird die Varizellen-Impfung nur bei seronegativen Frauen mit Kinderwunsch und bei medizinischem Personal von Kinderstationen empfohlen.

④ Gegen **SCHARLACH** existiert keine Impfung -

SIEHE FRAGE #15.

Scharlach wird hervorgerufen durch ein **TOXIN** der ß-hämolysierende Streptokokken der Gruppe A, das sich an Erythrozyten bindet und gegen das eine Überrreaktion des Immunsystems erfolgen kann.

⑤ Gegen **PERTUSSIS** sollte möglichst früh, am besten vor dem 2. Lebensjahr geimpft werden; zur sicheren Wirksamkeit sind mehrere Auffrischimpfungen nötig.

18 Welche Aussage ist richtig?

Zur Überprüfung des Sterilisationserfolgs bei Dampf- und Heißluftsterilisationsverfahren werden verwendet:

Ⓐ Viren ohne Envelope
Ⓑ Vegetative Formen von Bakterien
Ⓒ Nosokomiale Infektionserrreger
Ⓓ Bacillus stearothermophilus - Sporen
Ⓔ Pilzsporen

☒ Antwort:
Lösung Ⓓ.

Sowohl **HEISSLUFTSTERILISATOREN** also auch **AUTOKLAVEN** (*Dampfsterilisatoren*) stellen mehr oder weniger große, meistens metallene Kästen dar, in die man das Sterilisationsgut kunstvoll hineinschichtet, dann den Startknopf drückt und wenn's piept die Sachen wieder herausnimmt.

Was in der Zwischenzeit passiert ist?

Man ist guter Dinge und hofft, daß sich das Innere des Metallkastens auf 180 °C oder 134 °C respektive 120 °C erhitzt hat und die Keime alle abgetötet hat.

Nun, gerade was die Sterilisation angeht, ist eine genaue **KONTROLLE** dessen, was sich im Inneren eines Sterilisators abspielt, immer sinnvoll.

Es gibt 2 Möglichkeiten, den Sterilisator zu **ÜBERPRÜFEN**:

① **PHYSIKALISCH-CHEMISCH**.
Manche Modelle haben ein sogenanntes **MAXIMALTHERMOMETER** eingebaut, das die höchste erreicht Temperatur im Inneren des Geräts anzeigt.

② Üblicher sind **FARB-INDIKATOREN**. Es handelt sich um Bänder, die den Sterilisationsboxen angehängt werden und die nach Ablauf der Abtötungszeit einen Farbumschlag nach **BRAUN** zeigen. Die meisten Fertigspritzen weisen einen solchen Farbindikator auf;

☞ es sollte also am Papier immer ein brauner Streifen irgendwo zu sehen sein.

Die Farbindikatoren werden zu Selbstkontrolle verwendet; einmal oder je nach Benutzungsfrequenz auch zweimal im Jahr kommt der **MIKROBIOLOGISCHE** Test dran.

Ⓓ Es werden dabei natürlich möglichst schwierige, hitzeresistente Krankheitserreger als **TESTKEIME** verwendet. Am schwierigsten sind **SPOREN** von Bakterien um die Ecke zu bringen, deshalb verwendet man nach einer DIN-Vorschrift die Sporen des **BACILLUS STEAROTHERMOPHILUS** . Diese Sporen und Keime haben zusätzlich auch noch eine gute Resistenz gegenüber feuchter Hitze.

☞ Man fordert entweder vom Hygiene-Institut oder von der Herstellerfirma des Sterilisators ein **SPORENPÄCKCHEN** an, das sporenhaltige Erde (*des Bacillus stearothermophilus*) enthält, vergräbt es tief im Inneren des Sterilisationsguts und startet einen normalen Sterilisationsgang. Das Päckchen wird dann im mikrobiologischen Institut bebrütet um nachzuschauen, ob noch Keime überlebt haben.
Als Modifikation gibt es anstatt der sporenhaltigen Erde auch **SPORENSTREIFEN** oder sog. **ATTESTRÖHRCHEN** ; es handelt sich aber immer um den vorgeschriebenen **BACILLUS STEAROTHERMOPHILUS** .

§§ Die Sporenpäckchenüberprüfung ist eine amtliche Sache; die Farbstreifen dienen mehr der Selbstkontrolle.

Alle übrigen Keime, die in der Frage aufgeführt sind, sind keine echte Herausforderung für einen ausgewachsenen Sterilisator:

Ⓐ **VIREN** kann man bereits entfernen, indem man sie einem Luftzug (*lüften!*) aussetzt.

Ⓑ **VEGETATIVE BAKTERIENFORMEN** (*also keine Bakterien in Sporenform*) überleben eine Erhitzung auf 100 °C nicht.

Ⓒ **NOSOKOMIALE INFEKTIONSERREGER** sind Keime, die mittlerweile recht antibiotikaresistent sind; sie sind gottseidank aber noch im ausreichenden Maß hitzeempfindlich.

Ⓔ **PILZSPOREN** sind ebenfalls durch Abkochen abzutöten.

Man unterscheidet 4 **RESISTENZSTUFEN**:

➡ **STUFE 1**: zur Abtötung reicht eine **ERHITZUNG AUF 100 °C** aus (*wenige Minuten*). Betroffen sind alle vegetativen Keime, Pilze und Pilzsporen, sowie Viren.

➡ **STUFE 2**: hierzu gehören Milzbrandsporen.
Sie muß man schon 5 Minuten auf 100 °C erhitzen, um sie abzutöten.

➡ **STUFE 3**: hierzu gehören die sogenannten nativen Erdsporen, also Sporen, die in der normalen Gartenerde vorkommen und auch unsere Sporen des **BACILLUS STEAROTHERMOPHILUS** . Bei 100 °C muß die Hitze bis zu 10 Stunden einwirken, um einen Sterilisationseffekt zu erzielten oder man geht auf die Dampfsterilisation über: dann genügen 10 Minuten bei 121 °C (*1 atü*).

➡ **STUFE 4**: Dann gibt es noch sogenannte thermophile Sporen und Bakterien; sie sind keine Krankheitserreger und damit für die Mikrobiologie ziemlich uninteressant. Diese Keime (*Sporen*) müßte man 50 Stunden bei 100 °C oder mehrere Stunden bei 121 °C erhitzen, um Ihnen ernsthaft an Leder zu gehen.

19 **Welche Aussage ist richtig?**

Von einem Trocken- oder Luftkeim spricht man bei

Ⓐ Neisseria meningitidis

Ⓑ E. coli

Ⓒ Staphylokokkus aureus

Ⓓ Pseudomonas aeruginosa

Ⓔ Legionella pneumophila

☒ Antwort:
Lösung Ⓒ.

TROCKENKEIME oder **LUFTKEIME** vertragen, wie der Name sagt, die Trokkenheit, bzw. sie sind ziemlich **RESISTENT GEGEN AUSTROCKNUNG**. Eine der Möglichkeiten früherer und heutiger Zeiten, Nahrungsmittel vor dem Verderben (*vor der bakteriellen Zersetzung*) zu schützen, war, ihnen das freie Wasser zu entziehen. Es gehört dazu das **DÖRREN**, das **EINSALZEN** (*Salz bindet das freie Wasser*) oder auch das **EINKOCHEN** mit **ZUCKER** (*auch Zucker bindet das freie Wasser*).
Der Wasserentzug half/hilft nicht gegen alle Bakterien; aber ein Großteil der Keime ist damit schon mal weg von der Bildfläche.

Schauen wir mal die einzelne Keime in der Frage durch:

Ⓐ **NEISSERIA MENINGITIDIS** ist ein recht anspruchsvoller Keim, der Feuchtigkeit liebt. Die Keime brauchen komplizierte Nährböden (*serumhaltig*), viel Kohlendioxid und Wasser in der Umgebungsluft, sonst sterben sie ab. Neisseria meningitidis verbreitet sich ja auch durch **TRÖPFCHENINFEKTION** .
☞ Neisserien sind ausgesprochene **FEUCHTKEIME** .

Ⓑ **E. COLI** gehört zur Normalflora des **DARMS**, sicherlich eine feuchte Umgebung. Wenn Sie sich weiter überlegen, daß E. coli oft für Harnwegsinfektionen (*70 % aller Harnwegsinfektionen gehen auf sein Konto!*), Durchfälle und manchmal auch für eitrige Gallenblasenentzündungen verantwortlich ist, können Sie sich doch vorstellen, daß dieser Keim sich in einer feuchten Umgebung wohl fühlt.

© **STAPHYLOKOKKEN** sind gegenüber chemischen und physikalischen Einflüssen recht **UNEMPFINDLICH**. Sie vertragen eine hohe Salzkonzentration (*über 10 %*) im Nährboden und können somit auch getrocknetes Fleisch verderben.

Ⓓ **PSEUDOMONAS AERUGINOSA** ist ein Keim, der ebenfalls im Darm vorkommt, wenn auch seine hauptsächliche Verbreitung im Wasser, in der Erde und am Pflanzen ist. Der Keim sitzt auf Früchten, Lebensmitteln und Käse. Man kann sich auch aus dem Schwimmbad eine Harnröhreninfektion mit Pseudomonas holen.

Kennzeichnend ist der **BLAUGRÜNE EITER** mit einem lindenblütenähnlichen Geruch.

In den Krankenhäusern können die Pseudomonas-Keime Ärger machen, weil sie sich besonders hartnäckig in den Naßzonen aufhalten und in der letzten Zeit auch bereits eine beträchtliche **RESISTENZ GEGEN DESINFEKTIONSMITTEL** entwickelt haben.

Speziell Pseudomonas aeruginosa hat es schon geschafft, sich in Desinfektionsmittel-Lösungen zu vermehren.

Pseudomonas aeruginosa ist auch wieder ein ausgesprochener **FEUCHTKEIM**.

Ⓔ **LEGIONELLA PNEUMOPHILA** ist der Erreger der Legionellose, einer Krankheit, die man sich durch Klimaanlagen, Brausenköpfen etc. einfangen kann. Der Keim wächst überall dort, wo sich **SÜSSWASSER** sammelt und absteht. In der Natur ist der Keim weit verbreitet. Infektionen verlaufen normalerweise harmlos, solange das Abwehrsystem gut funktioniert. Bei älteren und abwehrgeschwächten Patienten (*Klinik!*) kann sich die gefürchtete Legionellose entwickeln.

☞ Legionella pneumophila ist auch ein ausgesprochener **FEUCHTKEIM**.

20 **Welche Aussage ist richtig?**

Isopropanol kann zur Hautdesinfektion verwendet werden.
Welche Konzentration ist hierfür geeignet?

Ⓐ 10 %ig
Ⓑ 20 - 30 %ig
Ⓒ 60 - 70 %ig
Ⓓ 96 %ig
Ⓔ 100 %ig

☒ Antwort:

Lösung Ⓒ.

ALKOHOLE werden üblicherweise zur **HAUTDESINFEKTION** (*hygienische und chirurgische Händedesinfektion z. B*) verwendet, obwohl ihre desinfizierende Wirkung nicht so überragend ist.

➠ Alkoholische Lösungen sind nicht steril.

Alkohole wirken z. B. nicht gegen Sporen und können durch organisches Material schnell **INAKTIVIERT** werden. Darunter versteht man, daß Alkohol mit organischen Materialien Verbindungen eingehen können, die Keime vor einem weiteren Kontakt mit dem Desinfektionsmittel schützen können (**EIWEISSFEHLER**).

ⒹⒺ Wenn der Alkohol in zu hoher Konzentration aufgebracht wird, entzieht er der Bakterienmembran Wasser, regt die **SPORENBILDUNG** an und wirkt somit sogar keim-konservierend.

➠ Alkohol ist ein klassisches Mittel zur **SPORENKONSERVIERUNG**.

Außerdem verdunstet hoch konzentrierter Alkohol sehr schnell - da die Wirkung von Sterilisations- und Desinfektionsmittel aber durchaus von der **EINWIRKZEIT** abhängig ist, hat man bei dem Aufbringen von konzentriertem Alkohol nur eine Bakterienkonservierung, also das Gegenteil von einer Desinfektion erreicht.

ⒶⒷ Bei einer Dosierung, die zu niedrig ist, werden zuwenig Keime erfaßt, so daß der desinfizierende Effekt ebenfalls ausbleibt.

Zur **HAUTDESINFEKTION** können verschiedene Alkohol verwendet werden:

- ÄTHYLALKOHOL (*der „normale" Alkohol*)
  in einer Konzentration von ca. **70 % bis 80 %,**
- PROPYLALKOHOL (*Propanol*)
  in einer Konzentration von **60 % bis 70 %** und
- ISOPROPYLALKOHOL (*Isopropanol*)
  in einer Konzentration von **50 % bis unter 70 %.**

In der Praxis wichtig: Alkohol trocknet die Haut aus.
Gönnen Sie Ihrer Hautflora ab und zu einen Klecks Handcreme!

21 Beurteilen Sie beide Aussagen und die Verknüpfung:

Ein Heilpraktiker, der eine Injektion, die zwangsläufig zu einer Verletzung der Haut führt, durchführt, muß vorher seine Hände sterilisieren,

weil

Eingriffe, die diese Verletzungen bedingen mit desinfizierten Geräten vorgenommen werden müssen.

Ⓐ Beide Aussagen und die Verknüpfung sind richtig.

Ⓑ Beide Aussagen sind richtig.

Ⓒ Nur die erste Aussage ist richtig.

Ⓓ Nur die zweite Aussage ist richtig.

Ⓔ Keine Aussage ist richtig.

☒ Antwort:
Lösung Ⓔ.

Ne kleine Streßfrage - haben Sie's gemerkt?

In der Hygiene-Verordnung heißt es, daß „wer Eingriffe durchführt, die eine Verletzung der Haut vorsehen, muß vorher seine Hände und die zu behandelnde Hautfläche DESINFIZIEREN".

Alles klar?

Hände kann man nur **DESINFIZIEREN**, nicht sterilisieren.

➡ *180 °C ... 60 Minuten????*

Weiterhin heißt es in der Hygiene-Verordnung: „Eingriffe, die eine Verletzung der Haut vorsehen, sind mit STERILEN Geräten vorzunehmen".
Geräte kann man schon auf 180 °C oder zumindest auf 120 °C erhitzen - hier wäre eine Desinfektion eindeutig zuwenig.

Nochmal den genauen Unterschied:

- Eine **STERILISATION** ist definiert als „**KEIMFREI** machen" = Abtötung aller Mikroorganismen und Inaktivierung von Viren bzw. ihre vollständige Entfernung. Geprüft wird der Erfolg einer Sterilisation durch den **VERLUST DER VERMEHRUNGSFÄHIGKEIT DER KEIME**.

- Eine **DESINFEKTION** hat als Ziel, daß der betreffende Gegenstand nicht mehr infiziert. In der Praxis versteht man unter einer Desinfektion eine **REDUKTION DER KEIMZAHL**.

☞ Bitte beachten: alle Sterilisations- und Desinfektionsmethoden sind **BEHÖRDLICHERSEITS** vorgeschrieben.

22 Welche Aussage/n zur aktiven Immunisierung ist/sind richtig?

① Diaplazentar übertragene Antikörper stellen eine aktive Immunisierung des Kindes dar.

② Es handelt sich um eine Übertragung abgeschwächter Keime.

③ Es handelt sich um eine Übertragung von Antikörpern.

④ Es werden Immunglobuline verabreicht.

⑤ Eine aktive Immunisierung hat einen sofortigen Schutz des Patienten zur Folge bei kurzer Immunität.

Ⓐ Alle Aussagen sind richtig.
Ⓑ Nur die Aussagen 1, 3, 4 und 5 sind richtig.
Ⓒ Nur die Aussagen 1, 2 und 5 sind richtig.
Ⓓ Nur die Aussagen 2 und 5 sind richtig.
Ⓔ Nur die Aussage 2 ist richtig.

☒ Antwort:

Lösung Ⓔ.

Na, schon sattelfest?

● Bei einer **AKTIVEN IMMUNISIERUNG** wird der Körper mit Bakterien, Viren oder Toxinen (*natürlich alles in abgeschwächter Form*) konfrontiert und es resultiert eine **KLEINE SYSTEMISCHE ENTZÜNDUNG**.

Daraufhin bilden sich **ANTIKÖRPER** und **GEDÄCHTNISZELLEN** so daß der Mensch möglichst lange geschützt ist vor dieser Erkrankung. Der Impfschutz ist in dem Moment gegeben, wo Antikörper im Blut nachweisbar sind - man muß mit einer Dauer von ca. 2 Wochen rechnen.

○ Bei einer **PASSIVEN IMMUNISIERUNG** verabreicht man dem Patienten ein **HYPERIMMUNSERUM**, das bereits fertige **ANTIKÖRPER** gegen die entsprechenden Keime enthält. Die Makrophagen brauchen jetzt nur noch die, durch die Antikörper markierten Keime auffressen und die Krankheit (*Krankheitsgefahr*) ist vorbei.
Der Impfschutz ist wieder in dem Moment gewährleistet, wo die Antikörper im Blut auftauchen, d. h. in diesem Fall **SOFORT**.
Nachteil: es werden **KEINE GEDÄCHTNISZELLEN** gebildet und der Patient ist nach dieser passiven Impfung (*wenn die zugeführten Antikörper wieder aus dem Blut verschwunden sind*), genauso anfällig wie vorher für die gleiche Krankheit.

Alles klar? Starten wir durch:

① **DIAPLAZENTARE ANTIKÖRPER** werden, wie der Name schon sagt, durch die Plazenta auf das Kind übertragen.

☞ Eine Gabe von Antikörpern stellt eine **PASSIVE IMPFUNG** dar.

② Wenn **GESCHWÄCHTE** oder **ATTENUIERTE KEIME** übertragen werden, handelt es sich um eine **AKTIVE IMPFUNG** - diese Aussage stimmt also.
Man unterscheidet bei der aktiven Impfung die Impfung mit

- **ATTENUIERTEN KEIMEN** (*Lebendimpfstoff*),
- **ABGETÖTETEN KEIMEN** (*Totimpfstoff*),
- **ABGESCHWÄCHTEN TOXINEN** (*Toxoidimpfstoff*) oder
- **EXTRAKTIMPFSTOFFEN** , die z. B. gegen Kapsel-Antigene gerichtet sind.

③ Eine Übertragung von **ANTIKÖRPERN** ist wieder was **PASSIVES** - es werden keine Gedächtniszellen gebildet.

④ **IMMUNGLOBULINE** sind Antikörper - deshalb gehört die Übertragung von Immunglobulinen, γ-Globulinen oder einem Hyperimmunserum auch zur **PASSIVEN IMPFUNG**.

⑤ Der Impfschutz bei einer aktiven Immunisierung braucht solange, wie die Antikörper brauchen, um im Blut aufzutauchen.

☞ Der Schutzeffekt ist bei einer passiven Immunisierung immer schneller das als bei der aktiven.

23 Beurteilen Sie beide Aussagen und die Verknüpfung:

Vor einer Deponierung auf der Hausmülldeponie muß eine Desinfektion des Praxismülls durchgeführt werden,

weil

Praxismüll der Abfallgruppe C zuzuordnen ist.

Ⓐ Beide Aussagen und die Verknüpfung sind richtig.
Ⓑ Beide Aussagen sind richtig.
Ⓒ Nur die erste Aussage ist richtig.
Ⓓ Nur die zweite Aussage ist richtig.
Ⓔ Keine Aussage ist richtig.

☒ Antwort:
Lösung Ⓔ.

Die Beseitigung vom **PRAXISMÜLL** in der Heilpraktiker-Praxis ist in der **HYGIENE-VERORDNUNG** geregelt.

Im § 4 heißt es:

Beseitigung von Abfällen:

Spitze, scharfe oder zerbrechliche Gegenstände aus der Praxis, dürfen nur mit dem **HAUSMÜLL** beseitigt werden, wenn sie in Behältern, die eine **VERLETZUNGSGEFAHR AUSSCHLIESSEN** in den Abfall gegeben werden oder wenn sie vor Beseitigung wirksam desinfiziert worden sind.

Das heißt im Klartext:

Üblicherweise wird **PRAXISABFALL** (*Spritzen, Tupfer, leere Ampullen etc*) in einen festen, undurchsichtigen **PLASTIKSACK** gegeben und dann mit dem Hausmüll entsorgt.

☞ *Es ist denkbar, daß einzelne Gemeinden den Praxismüll nicht auf der allgemeinen Mülldeponie haben wollen, deshalb ist es nicht verkehrt, wenn man bei Praxiseröffnung die jeweiligen Müllkonzepte der Gemeinden erfragt.*

Kanülen, Lanzetten etc. werden in speziellen **KANÜLENSAMMLERN** entsorgt. Diese Plastikbehälter kann man **KINDERSICHER** verschließen und dann (*meistens*) ebenfalls mit dem normalen Hausmüll in dem oben erwähnten Plastiksack entsorgen.

☞ Es gilt: der Praxismüll darf **KEINE VERLETZUNGS- ODER ANSTECKUNGS-GEFAHR** für die Allgemeinheit darstellen; es reicht aber, gebrauchte Tupfer z. B. auch ohne Desinfektion im besagten Plastiksack zu deponieren.

Nicht in den normalen Müll - weil zum **SONDERMÜLL** gehörend - sind natürlich **INFEKTIÖSE** Krankenhausabfälle (*aus Infektionsstationen, Dialysestationen und radioaktive Abfälle*).

Der **NORMALE PRAXISMÜLL** gehört in die Gruppe des **HAUSMÜLLS**:

➠ „hausmüllähnliche" Abfallstoffe (***ABFALL-GRUPPE A***) sowie

➠ gegebenenfalls Abfälle, die beim Sammeln und Transportieren Maßnahmen zur Infektionsverhütung erfordern, wie Verbände, **TUPFER** etc, die mit Blut oder Sekreten behaftet sind (***ABFALLGRUPPE B***).

☺ Sowie die Tupfer etc. im **FESTEN, UNDURCHSICHTIGEN PLASTIKSACK** gelandet sind, besteht keine Infektionsgefahr mehr.

Müll der **KATEGORIE A** ist prinzipiell **UNBEDENKLICH**.

Müll der **ABFALLGRUPPE B** ist nur innerhalb der Praxis/des Krankenhauses besonders zu behandeln. Zum Müll der Gruppe B gehören z. B. auch **KONTAMINIERTE KANÜLEN**, die ja, wie allgemein bekannt, immer in einem bruch- und kindersicheren undurchsichtigen Behälter (*Kanülensammler*) entsorgt sind.

☞ Müll der Gruppe A und B erfährt die „ortsübliche Beseitigung" = kommt in den **HAUSMÜLL**.

Zur Krankenhaus**ABFALLGRUPPE C** (*infektiöser Müll*) gehören Abfälle, die beim Sammeln als auch bei Beseitigen besonderer Maßnahmen nach dem **IfSG** bedürfen: Laborabfälle, Abfälle aus Infektionsstationen (*Tbc!*) etc. sowie Versuchstiere und deren Streu und Extremente. Sofern dieser Müll **DESINFIZIERT** wurde, gehört er zur Gruppe A und wird normal entsorgt.

Zur **GRUPPE D** gehört Sondermüll, wie z. B. Batterien =chemischer Müll.

Die **GRUPPE E** umfaßt Organteile und Amputate, deren Beseitigung nach ethischen Gesichtspunkten erfolgt.

Diese Abfallgruppeneinteilung ist aber nicht allgemein relevant; sie gilt nur speziell im Praxis- und Krankenhausbereich. Die international verbindlichen Abfallklassen teilt man seit dem 1. 1. 99 nach dem Europäischen Abfallkatalog ein. Es sind dort 20 Klassen vorgesehen (z. B. Klasse 15: Verpackungen, Aufsaugmassen, Wischtücher, Filtermaterial und Schutzkleidung). Zur Charakterisierung des Abfalls gibt's eine 6stellige Schlüsselnummer, die EU-weit den entsprechenden Abfall genau kennzeichnet.

24) Welche Aussage/n ist/sind richtig?

Folgende Stoffe sind luftverunreinigende Reizstoffe der Atemwege

① Schwefeldioxid
② Stickstoff
③ Schwefeltrioxid
④ Ozon
⑤ Stickstoffdioxid

Ⓐ Nur die Aussage 1 ist richtig.
Ⓑ Nur die Aussagen 1, 2, und 3 sind richtig.
Ⓒ Nur die Aussagen 3, 4 und 5 sind richtig.
Ⓓ Nur die Aussagen 1, 3, 4, und 5 sind richtig.
Ⓔ Alle Aussagen sind richtig.

☒ Antwort:
Lösung Ⓓ.

Tja, auch **UMWELTMEDIZIN** gehört zur Mikrobiologie.

Bevor man sich mit der verunreinigten Luft beschäftigt, sollte man erst einmal definieren, welche Zusammensetzung die saubere Luft hat oder haben sollte.

② **LUFT** (*so wie sie sein soll*) ist eine Gasgemisch und besteht aus

21 %	**SAUERSTOFF**,
78 %	**STICKSTOFF** und
0,03 %	**KOHLENDIOXID**.
	Die restlichen Prozentchen teilen sich die Edelgase.

Für die Atmung und die Verbrennung innerhalb der Zelle benötigt man den **SAUERSTOFF**; die restlichen Gase werden unverändert wieder ausgeatmet.

LUFTVERUNREINIGENDE STOFFE schaden der Gesundheit aller Lebewesen (*Mensch, Tier, Pflanze*). Bei den meisten dieser Stoffe existieren in der Umweltmedizin sog. MEKs oder MIKs (*maximale Emissions- bzw. Imissions-Konzentrationen*), die vom **GESUNDHEITSAMT** (*Umweltamt*) **ÜBERWACHT** werden. Diese MIK bzw. MEK - Werte gelten noch als unschädlich.

Außer Staubpartikel, Chlorwasserstoffe und Kohlenmonoxid als Verbrennungsrückstand zählen **SÄUREN** zu den klassischen Luftverschmutzern.

① ③
- **SCHWEFELDIOXID** und
- **SCHWEFELTRIOXID**

entsteht bei der **VERBRENNUNG** fossiler Brennstoffe, wie Kohle und Öl und führt zu dem bekannten **SAUREN REGEN**. Der saure Regen wird mit verantwortlich gemacht für den Rückgang der Fischbestände in den heimischen Gewässern, für das Waldsterben und diverse Schäden an Fassaden und Kunstwerken.

☞ Beim Menschen führt Schwefeldioxid zu einer **REIZUNG DER ATEMWEGE** und kann bei Asthmatikern einen Anfall auslösen.

⑤ **STICKSTOFFDIOXID** gehört zu den **NITROSEGASEN**: Reizgase, die besonders auf die **UNTEREN LUNGENWEGE** und auf die Bindung des Sauerstoffs an das **HÄMOGLOBIN** einwirken. Stickstoffdioxid entsteht bei Verbrennungen mit höherer Temperatur (*Industrie*). Zusammen mit Wasser kann NO_2 zu **SALPETERSÄURE** werden. Stickstoffdioxid ist außerdem an der Bildung von **OZON** unter Einfluß des Sonnenlichts beteiligt.

④ **OZON** ist ein Gas, das zwar hoch in der Atmosphäre wünschenswert ist, da es die energiereiche Strahlung der Sonne filtert und so das Leben auf der Oberfläche des Planeten ermöglicht, in nächster Umgebung des Menschen verursacht es jedoch Atembeschwerden, Kopfschmerzen und eine Reihe unspezifischer vegetativer Symptome. Der Ozongehalt der Luft sollte nicht über 0,005 % betragen.
Chemisch besteht Ozon aus **3 SAUERSTOFFATOMEN**(O_3), von denen eines sehr leicht als **SAUERSTOFFRADIKAL** abgegeben werden kann. Radikale verursachen chemische Veränderungen an den Molekülen ihrer Umgebung und können deshalb als **DESINFEKTIONSMITTEL** eingesetzt werden.

Außer Ozon gehören in diese Gruppe

- Wasserstoffperoxid H_2O_2 und
- Kaliumpermanganat $KMnO_4$

zur Schleimhautdesinfizierung.

25 Welche Reihenfolge ist bei der Säuberung von gebrauchten und nicht übermäßig verschmutzen Instrumenten (kein Einwegmaterial) einzuhalten:

Ⓐ Reinigen - Desinfizieren - Sterilisieren
Ⓑ Reinigen - Sterilisieren
Ⓒ Desinfizieren - Reinigen - Sterilisieren
Ⓓ Desinfizieren - Sterilisieren
Ⓔ Nur sterilisieren

☒ Antwort:
Lösung ©.

Mehrwegkanülen oder -nadeln (*Akupunkturnadeln*) gehen immer mit einigen Problemen einher:

➠ erstens werden sie bei längerem Gebrauch stumpf und

➠ zweitens hat man Ärger mit der Sterilisation.

© Wenn Sie Mehrwegnadeln o. ä. verwendet haben,

① kommen die Instrumente erst mal in eine **DESINFEKTIONSLÖSUNG.**
☞ Natürlich wieder nur mit einem zugelassenen Desinfektionsmittel, das auch wirklich die **RICHTIGE KONZENTRATION** aufweist.
Da die Einwirkzeit von Sterilisations- und Desinfektionsmethoden ein wichtiger Punkt bezüglich des Erfolgs ist, lassen Sie die Instrumente am besten **ÜBER NACHT** in einer entsprechenden Wanne (*mit Deckel*) liegen.

② Am nächsten Morgen **SPÜLEN** Sie Ihre Instrumente gründlich, bewaffnen sich mit Handschuhen und bürsten die Nadeln etc. sorgfältig ab, so daß auch wirklich kein Blut- oder Geweberestchen zurückbleibt. Sie sollten sich zwar bei den Reinigungsarbeiten nicht stechen - aber wenn sie die Instrumente vorher desinfiziert hatten, ist's nicht gar so schlimm.

☞ Arbeiten Sie gründlich, denn jeder **SCHMUTZREST** verhindert die sachgerechte Übertragung der feuchten oder trockenen Wärme und gefährdet damit wieder den Sterilisationsvorgang! Auch in ganz kleinen organischen Partikeln, die vielleicht noch Luftbläschen einschließen, können Bakterien überleben!

③ Jetzt werden die Instrumente noch mal gut gespült - und naß wie sie sind - in den **STERILISATOR** gelegt. Man kann nach dieser Vorarbeit davon ausgehen, daß der Sterilisationsvorgang erfolgreich abläuft.

Ⓐ Reinigen - Desinfizieren - Sterilisieren: bei dieser Konstellation sind Sie selbst einer vermeidbaren **INFEKTIONSGEFAHR** ausgesetzt!

Ⓑ Reinigen - Sterilisieren: hier gilt das gleiche.

ⒹⒺ Desinfizieren - Sterilisieren: wenn Sie die Instrumente nicht reinigen, verstecken sich hinter und unter **GEWEBERESTEN** die Keime und der **STERILISATIONS-ERFOLG** ist in Frage gestellt.

26 Welche Krankheitserreger werden als Naß- oder Pfützenkeime bezeichnet?

① Legionella pneumophila
② Pseudomonas aeruginosa
③ Gasbranderreger
④ Staphylokokkus aureus
⑤ Tetanuserreger

Ⓐ Nur die Aussagen 1 und 2 sind richtig.
Ⓑ Nur die Aussagen 1, 2 und 4 sind richtig.
Ⓒ Nur die Aussagen 2, 3 und 4 sind richtig.
Ⓓ Nur die Aussagen 2, 4 und 5 sind richtig.
Ⓔ Alle Aussagen sind richtig.

☒ Antwort:
Lösung Ⓐ

Die meisten Keime lieben abgestandenes, fauliges **BRACKWASSER** und vertragen Austrocknung schlecht.

Wie im richtigen Leben gibt es auf beiden Seiten Extreme: es gibt Keime, die Austrocknung recht gut vertragen, und die z. B. die Möglichkeit der Sporenbildung haben und es gibt Keime, die das Wasser so lieben, daß eine Trockenperiode sie zerstört.

*Noch alles parat, was wir in der **FRAGE #19** besprochen hatten?*

① **LEGIONELLA PNEUMOPHILA** ist ein Keim, der sich im warmen Süßwasser von **KLIMAANLAGEN** und **BRAUSEKÖPFEN** unheimlich wohl fühlt und vermehrt. Er ist ein ausgesprochener **WASSERLIEBHABER**.

② Auch der **PSEUDOMONAS AERUGINOSA** ist eine „Wasserratte“ und ist aus den Feuchträumen z. B. von Kliniken nur schwer zu vertreiben. Auch aus dem Schwimmbad kann man sich dieses „Mitbringsel“ in Form einer Blasenentzündung einfangen.

Kennzeichen einer Pseudomonas-Infektion ist der **BLAU-GRÜNE EITER**.

③⑤ **CLOSTRIDIUM PERFRINGENS** , der Gasbranderreger und **CLOSTRIDIUM TETANI**, der Tetanuserreger gehören beide zu der selben Klasse von Bakterien; sie sind grampositiv, leben anaerob und sind starke Exotoxinbildner. Alle Clostridien können unter schlechten Umweltbedingungen, wie z. B. Austrocknung **SPOREN** bilden. Die Sporen überleben z. T. jahrelang und keimen unter günstigen Bedingungen wieder aus.

Clostridien sind **SEHR WIDERSTANDSFÄHIG** (*außer im Hinblick auf Sauerstoff*); der **BACILLUS STEAROTHERMOPHILUS** zur Prüfung von Sterilisatoren gehört auch zu der Gruppe der Clostridien.

④ **STAPHYLOKOKKUS AUREUS** ist ein Keim, der „ein dickes Fell“ besitzt; er läßt sich durch veränderte Umweltbedingungen nur schwer aus der Ruhe bringen. Der Keim verträgt hohe Konzentrationen an Salz im Nährboden (*viel Salz = wenig freies zur Verfügung stehendes Wasser*) und läßt sich auch durch **DESINFEKTIONSMITTEL** nur mäßig beeindrucken.

☞ Kein Wunder, daß er fast überall vorkommt.

27 Beurteilen Sie beide Aussagen und die Verknüpfung:

Zur Infektion mit Rotaviren kommt es vor allem bei älteren Menschen,

weil

die Kompetenz des Immunsystems im Alter nachläßt.

Ⓐ Beide Aussagen und die Verknüpfung sind richtig.
Ⓑ Beide Aussagen sind richtig.
Ⓒ Nur die erste Aussage ist richtig.
Ⓓ Nur die zweite Aussage ist richtig.
Ⓔ Keine Aussage ist richtig.

☒ Antwort:
Lösung Ⓓ.

ROTAVIREN sind nach dem **IfSG** meldepflichtig nach **§ 7:** namentliche Meldung bei einer akuten Infektion.

1. AUSSAGE:

ROTAVIREN sind Viren, die bevorzugt bei **KINDERN** auftreten.

Sie verursachen **GASTROENTERITIDEN** bei Kindern im Alter zwischen 2 Monaten und 4 Jahren.

Die Gastroenteritis führt zu einer **DEHYDRATATION** und viele Kinder in den Entwicklungsländern sterben an dieser Infektion. Zur Ausbreitung der Erkrankung trägt wesentlich bei, daß die kleinen Patienten das Virus 3 bis 8 Wochen nach der Infektion **AUSSCHEIDEN**. Dadurch kommt es zu kleinen **EPIDEMIEN**.

Erwachsene erkranken zwar sehr selten manifest, können aber das Virus **AUSSCHEIDEN**. Nur in solchen Fällen, wo das Abwehrsystem (*fast*) zusammengebrochen ist, kommt es zu klinischen Erscheinungen. In der Literatur findet man vereinzelte Hinweise auf Ausbrüche in Altersheimen.

Rotaviren sind **WELTWEIT** verbreitet und man vermutet, daß sie durch ihre ständige Präsenz fortwährend das Immunsystem stimulieren und eine Antikörperproduktion unterhalten.

An einem Impfstoff wird gearbeitet.

2. AUSSAGE:

Da im Alter Alles (*Vieles*) nachläßt, stellt das **IMMUNSYSTEM** hier auch keine Ausnahme dar.

Bei **KLEINEN KINDERN** ist das Abwehrsystem noch nicht so ganz ausgereift und bei **ÄLTEREN MENSCHEN** kann das Abwehrsystem möglicherweise nicht mehr so topfit sein - das ist der Grund, warum prinzipiell Kinder und Ältere immer mehr gefährdet sind für **INFEKTIONEN ALLER ART**.

28 Welche Aussage/n ist/sind richtig?

① Sporen haben keinen Stoffwechsel.

② Viren haben keinen Stoffwechsel.

③ Manche Bakterien können sich alle 20 Minuten teilen.

④ Bakterien benötigen Spurenelemente für ihr Wachstum.

⑤ Nahrungsanteile können von Bakterien in Kapselform gespeichert und um die Zelle herum abgelagert werden.

Ⓐ Keine Aussage ist richtig.
Ⓑ Nur die Aussage 5 ist richtig.
Ⓒ Nur die Aussagen 1, 2, und 4 sind richtig.
Ⓓ Nur die Aussagen 1, 2, 3 und 5 sind richtig.
Ⓔ Nur die Aussagen 2, 3 und 4 sind richtig.

☒ Antwort:
Lösung Ⓔ.

Ein bißchen Bakterienphysiologie.

BAKTERIEN haben einen anderen, primitiveren **STOFFWECHSEL** als die eukaryonte (*die „normale“*) Zelle. Das Wort „primitiv“ ist in diesem Zusammenhang nicht abwertend gemeint, sondern der physiologische Effekt ist einfach der, daß Bakterien aufgrund ihres einfacheren Stoffwechsels unter Bedingung **ÜBERLEBEN** können, unter denen eukaryonte Zelle schon lange das Handtuch geworfen hätten.

① Unter erschwerten, meistens **ZU TROCKENEN UMWELTBEDINGUNGEN** können sich die „wesentlichen“ Bestandteile einer Bakterienzelle zusammenballen und so warten, bis die Wachstumsbedingungen wieder besser werden. Pro Bakterium kann sich also 1 **SPORE** ausbilden. Sporen **LEBEN**, sie haben zwar einen sehr reduzierten Stoffwechsel, aber er ist vorhanden. Sporen können in diesem Zustand sehr lange leben (*Milzbrandsporen z. B. 70 Jahre*); man bezeichnet Sporen deshalb auch als **DAUERFORMEN VON BAKTERIEN**.

➠ **SPOREN** sind also sehr wasserarm und weisen eine dicke Rinde um die Zellmembran auf, so daß sie sehr **HITZEBESTÄNDIG** und **DESINFEKTIONSMITTEL-BESTÄNDIG** sind.

☞ Nicht umsonst verwendet man Sporen um die Leistungsfähigkeit eines **STERILISATORS** zu testen.
Wenn die Umweltbedingungen wieder besser werden, keimt die Spore recht schnell aus und bildet wieder ein „normales“ Bakterium - die **VEGETATIVE FORM**.

Wichtige Sporenbildner für Sie sind: **CLOSTRIDIEN** und **MILZBRAND** (*Bacillus anthracis*).

② **VIREN** gehören zur unbelebten Natur; sie haben **KEINEN EIGENEN STOFFWECHSEL**, sondern brauchen eine Wirtszelle, um sich vermehren zu können. Viren stellen im Prinzip nur **NUKLEINSÄURETEILE** dar, die mehr oder weniger aufwendig **VERPACKT** sind und darauf warten, in eine **WIRTSZELLE** zu gelangen.

☞ Der fehlende eigene Stoffwechsel der Viren macht sich u. a. auch darin bemerkbar, daß die **REPLIKATION** (*die Vermehrung*) anders abläuft als bei Zellen: Zellen teilen sich, indem sie sich nach Verdoppelung des Nukleinsäurematerials in der Mitte durchschnüren; Viren vermehren sich, indem die Wirtszelle an **UNTERSCHIEDLICHEN STELLEN** die Virus-Nukleinsäure und die Umhüllung produziert und erst beim Ausschleusen aus der Zelle die Bestandteile **ZUSAMMENGESETZT** werden.

③ **BAKTERIEN** können eine sehr **KURZE VERMEHRUNGSZEIT** aufweisen. E. coli, der Darmkeim schafft es tatsächlich unter optimalen Bedingungen, sich alle 20 Minuten zu teilen. Andere Bakterien sind etwas weniger fleißig: Tbc-Bakterien gehören zu den „Langschläfern", sie verdoppeln ihre Anzahl aber immerhin auch noch alle 18 Stunden.

④ Auch Bakterien wachsen besser, wenn die **UMWELTBEDINGUNGEN** optimal sind und auch für sie gibt es **SPURENELEMENTE** und **VITAMINE**.

Ein besonders häufig benötigtes Spurenelement ist **EISEN**; manche chronische Infektionen machen sich deshalb im Körper mit einer **EISENMANGELANÄMIE** bemerkbar.
Weitere Allgemeinbedingungen sind: Verfügbarkeit von freiem **WASSER** und einen deutlichen Anteil an **KOHLENDIOXID** in der Luft.
Da die unterschiedlichen Bakterienarten unterschiedliche Vitamine und Spurenelemente benötigen, kann man sich diese Tatsache bei der Identifizierung zu Nutze machen (***SELEKTIVNÄHRBÖDEN***).

⑤ Bei Bakterien ist eine Speicherform von Nahrungsanteilen **NICHT BEKANNT**.

☞ **KAPSELN**, mit denen sich manche Bakterien und Pilze umhüllen können sind ein recht wirksamer **PHAGOZYTOSESCHUTZ** und stellen deshalb einen **VIRULENZFAKTOR** dar. Die Kapsel besteht aus Polysacchariden, die der Zellwand des Bakteriums (*Pilzes*) aufliegen und oft ein Mehrfaches des Bakteriendurchmessers erreichen.

Pneumokokken, Enterobakterien (*Klebsiellen*), Milzbrandbakterien oder Neisserien z. B. können Kapseln ausbilden.

29 Welche Aussage/n ist/sind richtig?

Ein Sterilisationszyklus beim Autoklaven setzt sich zusammen aus:

① Anheizzeit
② Ausgleichzeit
③ Abtötungszeit
④ Einwirkzeit
⑤ Abkühlzeit

Ⓐ Alle Aussagen sind richtig.
Ⓑ Nur die Aussagen 2 und 3 sind richtig.
Ⓒ Nur die Aussagen 1, 4 und 5 sind richtig.
Ⓓ Nur die Aussagen 3 und 4 sind richtig.
Ⓔ Nur die Aussagen 2, 3 und 4 sind richtig.

☒ Antwort:

Lösung Ⓐ.

Ein vollständiger **STERILISATIONSZYKLUS** dauert natürlich wesentlich länger als die reine Abtötungszeit der Keime.

① Wenn man das Sterilisationsgut **DESINFIZIERT**, **GEREINIGT**, dann ordentlich in den Sterilisator **GEPACKT** hat und auf den Startknopf gedrückt hat, braucht der Sterilisator erst mal eine gewisse Zeit, um auf die vorgeschriebene Temperatur (*180°C, 121 °C oder 134°C*) zu kommen ...

➠ die **ANHEIZZEIT**.

Am Ende der Anheizzeit ist die vorgesehene Temperatur im Inneren des Geräteraums errreicht.

Die Anheizzeit ist sehr unterschiedlich und vom Fabrikat des Sterilisators abhängig.

② Jetzt interessiert es aber nur peripher, welche Temperatur der **GERÄTEINNENRAUM** erreicht hat, vielmehr ist es wichtig, daß die Temperatur auch im Inneren des **STERILISATIONSGUTS** vorhanden ist ...

➠ die **AUSGLEICHSZEIT**.

Die Ausgleichszeit ist im wesentlichen von der Packung des Sterilisationsguts abhängig; sie ist um so kürzer, je besser das Sterilisationsgut verteilt ist. Das Erreichen der Temperatur im Sterilisationsgut selbst wird durch ein **TEMPERATURFARBINDIKATORBAND** angezeigt.

③ Erst wenn die vorgeschriebene Temperatur auch das gesamte Sterilisationsgut durchdrungen hat, beginnt die

➠ **ABTÖTUNGSZEIT**, also die Zeit, die Sie gelernt haben

- ➠ 180 °C 60 Minuten ohne Luftumwälzung,
- ➠ 30 Minuten mit Luftumwälzung;
- ➠ 121 °C 15 Minuten oder
- ➠ 134 °C 5 Minuten *(beim Autoklaven)*

④ Die Abtötungszeit wird immer mit einem Sicherheitszuschlag versehen

➠ der eigentlichen **EINWIRKZEIT** .

Z. B. würde beim Erhitzen auf 134 °C und 2 atü eine Abtötungszeit von wenigen Minuten theoretisch ausreichen; man stellt jedoch meistens 10 Minuten Einwirkzeit ein.

⑤ Nach der Einwirkzeit sind die Instrumente natürlich noch fürchterlich heiß und können nicht sofort verwendet werden - sie müssen erst nach abkühlen ...

➠ die **ABKÜHLZEIT**.

So kann, alles in allem, ein Sterilisationsvorgang schon mal seine 2 Stunden dauern, obwohl die eigentliche Abtötungszeit nur Minuten beträgt.

30 Beurteilen Sie beide Aussagen und die Verknüpfung:

Eine aktive Immunisierung unterscheidet sich hinsichtlich der Immunisierungsdauer von der passiven Impfung,

weil

bei der aktiven Impfung Lebendimpfstoff und bei der passiven Immunisierung Totimpfstoff verwendet wird.

Ⓐ Beide Aussagen und die Verknüpfung sind richtig.
Ⓑ Beide Aussagen sind richtig.
Ⓒ Nur die erste Aussage ist richtig.
Ⓓ Nur die zweite Aussage ist richtig.
Ⓔ Keine Aussage ist richtig.

☒ Antwort:
Lösung ©.

Na, jetzt hat's aber geklappt!

1. AUSSAGE:

Die **AKTIVE IMMUNISIERUNG** stellt eine kleine **ENTZÜNDUNG** dar, die durch abgeschwächte oder abgetötete **ERREGER** oder **TOXIN** hervorgerufen wird. Der Impfschutz ist erst dann gewährleistet, wenn die **ANTIKÖRPER** gebildet sind - man muß mit einer Dauer von 2 Wochen rechnen. Bei der Antikörperbildung werden gleichzeitig **GEDÄCHTNISZELLEN** gebildet ...

📖 **siehe Amtsarztfragen** IMMUNOLOGIE

und diese sorgen für einen **LANGEN SCHUTZ**.

➠ Bei einer Impfung mit abgeschwächten (*attenuierten*) lebenden Erregern im Idealfall ein Leben lang.

➠ Bei einer Impfung mit abgetöteten Erregern dauert der Impfschutz manchmal nur ein Jahr - aber immerhin.

Die **PASSIVE IMPFUNG** stellt eine Gabe von **IMMUNGLOBULINEN** (*Antikörpern*) dar. Der Impfschutz setzt **SOFORT** ein, dauert aber dafür nur so lange, wie die Antikörper sich im Blut aufhalten - ca. 2 Wochen. Es werden keine Antikörper gebildet, d. h. der **IMPFSCHUTZ** ist nach spätestens **2 WOCHEN** komplett verschwunden.

2. AUSSAGE:

Bei der **AKTIVEN IMPFUNG** können folgende Impfstoffe verwendet werden:

- **LEBENDIMPFSTOFFE** oder **ATTENUIERTE VIREN UND BAKTERIEN**; hier hält der Impfschutz recht lange vor;

  ➠ Beispiel: Masern, Mumps, Röteln;

- **TOTIMPFSTOFFE** ; es handelt sich oft um inkomplette Erreger, Spaltprodukte etc.;

  ➠ Beispiel: Cholera und Tollwut

- **TOXOIDIMPFSTOFFE** verwendet man, wenn die Krankheit in der Hauptsache durch die Exotoxine der Bakterien hervorgerufen wird;

  ➠ Beispiel: Tetanus und Diphtherie;

- **EXTRAKTIMPFSTOFFE** : es handelt sich um Kapselantigene;

  ➠ Beispiel: Meningokokken

31 Welche Aussage/n ist/sind richtig?

Akupunkturnadeln können folgende Erkrankungen übertragen

① Gastritis Typ A
② Tetanus
③ Hepatitis A
④ Hepatitis B
⑤ AIDS

Ⓐ Alle Aussagen sind richtig.
Ⓑ Nur die Aussagen 4 und 5 sind richtig.
Ⓒ Nur die Aussagen 2, 4 und 5 sind richtig.
Ⓓ Nur die Aussagen 2, 3, 4 und 5 sind richtig.
Ⓔ Keine Aussage ist richtig.

☒ Antwort:
Lösung Ⓓ.

Gemerkt?

Im Gegensatz zur ***FRAGE #9*** *war hier gefragt, welche Krankheiten übertragen werden* ***können*** *und nicht „welche werden* ***TYPISCHERWEISE*** *übertragen“.*

Bei Spritzenverletzungen oder auch bei unzureichend sterilisierten Akupunkturnadeln können selbstverständlich Keime von einem Patienten auf einen Anderen übertragen werden. Am besten schränkt man deshalb auch den Gebrauch von Mehrfachspritzen und -nadeln weitestgehend ein.

In dem Moment, wo die Nadeln Kontakt zu Gewebsflüssigkeiten oder zu Blut haben, ist eine **KEIMÜBERTRAGUNG** theoretisch möglich (*bei mangelhafter Sterilisation*).

① Die **GASTRITIS TYP A** stellt allerdings eine Ausnahme dar; sie kann nicht übertragen werden, denn es handelt sich nicht um eine Infektionskrankheit, sondern um ein **AUTOIMMUNOLOGISCHES GESCHEHEN**.

Bei dieser chronischen Krankheit kommt es zu einem Umbau (*Metaplasie*) der Magenschleimhaut bevorzugt in der Korpusregion, in deren Folge kein **INTRINSIC-FACTOR** mehr gebildet wird und deshalb die Resorption von **VITAMIN B_{12}** vermindert ist. Im Laufe der Jahre entsteht eine **PERNIZIÖSE ANÄMIE**.

Siehe Amtsarztfragen HÄMATOLOGIE und Amtsarztfragen VERDAUUNG KLINIK.

Die perniziöse Anämie äußert sich in allgemeinen Anämiezeichen (*Blässe, Schwindel, Müdigkeit und in Nervenstörungen*).

② **TETANUSKEIME** könnten theoretisch durch Akupunkturnadeln übertragen werden; die kleinen Stichkanäle würden zumindest einen wunderbaren anaeroben Nährboden für die Clostridien abgeben. Die Wahrscheinlichkeit für eine Keimübertragung dieser Art ist allerdings nicht gerade groß.

③ Da die **HEPATITIS A** eine **ALLGEMEININFEKTION** darstellt, könnten ev. Keime über das Blut übertragen werden. Der „Hauptstreuweg" der Hepatitis A ist allerdings nach wie vor die fäkal-orale Übertragung; vielleicht schafft man aber auch das mit einer unsterilen (*sehr unsterilen*) Akupunkturnadel (*??*).

④ Die **HEPATITIS B** wird leider allerdings schon viel häufiger **PARENTERAL**, also über Spritzen und möglicherweise über Akupunkturnadeln, Tätowierungen, Rasieren etc. übertragen (*genauso wie die Hepatitis C*). Die Hepatitis B ist der Prüfstein eines jeden Hautdesinfektionsmittels. Die Hepatitis B wird „typischerweise" durch Spritzen etc. übertragen.

⑤ **AIDS**, das **HIV-VIRUS** kann auch **PARENTERAL** übertragen werden. Das Virus ist zwar etwas empfindlicher als das Hepatitis B - Virus und überlebt an der Luft nicht lange, nachdem es aber (*noch*) keine Impfung gibt, ist eine Inokulation natürlich besonders unangenehm. Alle Desinfektionsmittel müssen deshalb auch gegen das HIV-Virus wirken.

32 **Welche der folgenden Zuordnungen ist/sind richtig?**

① **Exotoxin** ➠ Diphtherie
② **Enterotoxin** ➠ Cholera
③ **Endotoxin** ➠ E. coli
④ **Endotoxine** ➠ krankheitsspezifisch
⑤ **Exotoxine** ➠ krankheitsspezifisch

Ⓐ Nur die Aussagen 1, 2 und 5 sind richtig.
Ⓑ Nur die Aussagen 1, 2, 3 und 5 sind richtig.
Ⓒ Nur die Aussagen 2, 4 und 5 sind richtig.
Ⓓ Nur die Aussagen 1, 3 und 4 sind richtig.
Ⓔ Nur die Aussagen 1, 2, 3 und 4 sind richtig.

☒ Antwort:
Lösung Ⓑ.

Alles unklar?

Bakterien können den Körper auf unterschiedliche Weise schädigen:

- sie können sich **VERMEHREN** und dadurch **ENTZÜNDUNGSREAKTIONEN** provozieren,
- sie können durch ihre **STOFFWECHSELPRODUKTE** Ärger machen
- sie können durch ihre **ZERFALLSPRODUKTE** Schäden anrichten.

Die **STOFFWECHSELPRODUKTE** lebender Bakterien nennt man
EXOTOXINE,

ZERFALLSPRODUKTE toter **GRAMNEGATIVER BAKTERIEN** nennt man
ENDOTOXINE

wenn Toxine die Darmwand schädigen, spricht man von
ENTEROTOXINEN.

① Das **CORYNEBACTERIUM DIPHTHERIAE** ist neben den **CLOSTRIDIEN** ein klassisches Beispiel für einen starken **EXOTOXINBILDNER**. Sowohl die Corynebakterien als auch die Clostridien (*besonders Cl. tetani und Cl. perfringens*) verursachen nur **LOKALE INFEKTIONEN**, d. h. die Bakterien selbst sind an sich zurückhaltend und brav und praktisch nie in der Blutbahn zu finden. Ihre **STOFFWECHSELPRODUKTE** allerdings haben die Eigenschaft, leicht resorbiert zu werden und können jede Menge Ärger machen:

☞ das **DIPHTHERIE**-Toxin hat eine Affinität zu **NERVEN** und **HERZMUSKELZELLEN**,

☞ das **TETANUS**-Toxin liebt ebenfalls die **NERVENZELLEN**.

⑤ Die jeweiligen **TOXINE** sind also für die **SPEZIFISCHEN** (*deutlichen, unterscheidbaren*) **KRANKHEITSZEICHEN** verantwortlich. Spezifisch bedeutet, man kann von dem jeweiligen Krankheitsbild mit einiger Sicherheit auf das verursachende Toxin und damit auf das Bakterium rückschließen.

② Einige Bakterien gibt es, die sich im **DARMLUMEN** aufhalten - also keine Infektion mit eigentlichen Sinn auf dem Gewissen haben - dafür aber **STOFFWECHSELPRODUKTE** absondern, die die **DARMWAND** reizen. Es handelt sich also formal um Exotoxine (*Stoffwechselprodukte lebender Bakterien*), die im Darm wirken. Man nennt solche Toxine **ENTEROTOXINE**.

➠ Die **CHOLERA** ist ein gutes Beispiel hierfür; der wasserentziehende Effekt ist allein auf das Choleratoxin zurückzuführen.

➠ Weitere Beispiele wären alle **LEBENSMITTELVERGIFTUNGEN**, die ohne Fieber, dafür aber mit mehr oder weniger starken **DURCHFÄLLEN** ablaufen.

③ Unter einem **ENDOTOXIN** versteht man ein **ZERFALLSPRODUKT** eines **GRAMNEGATIVEN BAKTERIUMS**; genauer handelt es sich um Zellwandanteile gramnegativer Bakterien. Alle gramnegativen Bakterien können daher Endotoxin bei ihrem Zerfall freisetzen - und E. coli ist ein gramnegativer Keim. Klinisch macht sich das Endotoxin dann bemerkbar, wenn nicht nur einzelne Bakterien zerfallen, sondern, wie z. B. bei einer Antibiotikatherapie eine ganze **MENGE** Bakterien.

Diese Zellwandbestandteile - das Endotoxin also - kann nämlich bei genügend hoher Konzentration die Steuerung der Kapillardurchblutung im Körper lahmlegen, so daß es zu einer Fehlverteilung des zirkulierenden Bluts kommt.

Es kann daraus der **ENDOTOXIN-SCHOCK** resultieren mit Blutdruckabfall und Tachykardie.

Ein anderer Ausdruck für den Endotoxin-Schock ist die **HERXHEIMER-REAKTION**.

⑤ Ein Endotoxin-Schock ist somit **NICHT KRANKHEITSSPEZIFISCH** , d. h. man kann aus der klinischen Symptomatik und Ausprägung nicht rückschließen, **WELCHER KEIM** den Endotoxin-Schock auf dem Gewissen hat; man weiß nur, daß es sich wohl um einen **GRAMNEGATIVEN KEIM** gehandelt haben muß.

33 Welche Aussage/n ist/sind richtig?

① Resistenz bezeichnet die unspezifischen Abwehreinrichtungen des Körpers.

② Eine Erregerresistenz wird normalerweise in den ersten Lebensjahren erworben.

③ Die Immunität eines Menschen ist antigenspezifisch und erworben.

④ Die Immunkompetenz läßt im Alter nach.

⑤ Die Resistenz gegen bestimmte Erreger kann durch Impfungen gefördert werden.

Ⓐ Alle Aussagen sind richtig.
Ⓑ Nur die Aussagen 1, 3 und 4 sind richtig.
Ⓒ Nur die Aussagen 1, 2, 4 und 5 sind richtig.
Ⓓ Nur die Aussagen 3, 4 und 5 sind richtig.
Ⓔ Nur die Aussagen 2 und 3 sind richtig.

☒ Antwort:
Lösung Ⓑ.

Nana, so schlimm ist's auch nicht, wenn man's weiß!
*Man braucht sich nur den Unterschied zwischen **RESISTENZ** und **IMMUNITÄT** klarzumachen:*

① Unter **RESISTENZ** versteht man alle **UNSPEZIFISCHEN** (*also nicht gegen **bestimmte**Erreger gerichteten*) **ABWEHREINRICHTUNGEN** des Körper, die dafür sorgen, daß man erst gar **KEINE INFEKTION** bekommt. Man unterscheidet

● die **ABSOLUTE** Resistenz, ein genetisch bedingtes Art-Merkmal, das festlegt, welche Tierart welche Erkrankungen bekommen könnte.

➧ Beispiel: Ein Mensch wird nie an einem Hundestaupe-Virus erkranken können.

❍ Dann gibt es noch die **RELATIVE** Resistenz, die **INDIVIDUELLE** Krankheitsempfänglichkeit. Auch sie ist angeboren und legt fest, wer für welche Krankheit empfänglich ist.

➧ Beispiel: die Übereinstimmung bei der Erkrankungswahrscheinlichkeit bei Tbc liegt immerhin bei 75 %!

☼ Ein andere Faktor, der dazu beiträgt, daß man nicht andauernd krank ist, ist die **IMMUNITÄT**. Hierunter versteht man die Tatsache, daß das Abwehrsystem Möglichkeiten hat, sich Erreger und die dazugehörigen Bekämpfungsstrategien zu **MERKEN** und dadurch dafür zu sorgen, daß man keine dieser Erkrankungen zweimal bekommt. Wenn Erreger dieser Krankheiten die Hautbarriere durchdringen, werden sie vom Immunsystem **SOFORT ELIMINIERT** , noch bevor sie größeren Schaden anrichten und echte Krankheitserscheinungen verursachen können.

③ Die **IMMUNITÄT** eines Menschen kann sich also immer erst **NACH** einem Kontakt mit einem Erreger, also einer Krankheit entwickeln. Die Immunität gilt auch nur für eben diesen Erregertypus (*dieses Antigen*), d. h. sie ist **ANTIGEN-SPEZIFISCH**.

④ Aber auch das Immunsystem will trainiert werden. Pro Infektion wird zwar eine ganze Anzahl **GEDÄCHTNISZELLEN** gebildet, wenn der Körper aber längere Zeit - über Jahrzehnte - nicht mehr mit dem Erreger in Kontakt kommt, gehen auch die Gedächtniszellen zugrunde. Weiterhin kommt dazu, daß Menschen im Alter oft latente oder manifeste Stoffwechselstörungen haben (*Diabetes z. B. !*), so daß das Abwehrsystem auch aus diesem Grund nicht mehr so taufrisch ist.

Bei den üblichen Infektionskrankheiten gibt es daher immer 2 Krankheitsgipfel: Kinder und Ältere.

⑤ Durch **IMPFUNGEN**, besonders durch **AKTIVE IMPFUNGEN** mit attenuierten Erregern kann man das Abwehrsystem stimulieren und so die Bildung von **GEDÄCHTNISZELLEN** veranlassen. Es handelt sich aber dann natürlich um eine **IMMUNITÄT** (*erworben!*) gegen die entsprechenden Keime - die Resistenz ist ja angeboren.

② Eine Resistenz ist angeboren. Das, was in den ersten Lebensjahren erworben wird durch die ständigen Krankheiten der Kinder, ist die **IMMUNITÄT**. Immer, wenn es zu einer Infektion bereits gekommen ist und der Körper aktiv Abwehrstrategien entwickelt hat, spricht man von **IMMUNITÄT**.

Die **RESISTENZ** sorgt dafür, daß es erst gar nicht zu einer Infektion kommt.

34 Zu den Resistenzfaktoren des Menschen gehört/gehören:

① der Säureschutzmantel der Haut

② die Darmperistaltik

③ die Standortflora

④ die Ausbildung von Gedächtniszellen nach einer stattgehabten Infektion

⑤ die Dicke der Oberhaut

Ⓐ Alle Aussagen sind richtig.

Ⓑ Nur die Aussagen 1, 2, 3 und 5 sind richtig.

Ⓒ Nur die Aussagen 1, 4 und 5 sind richtig.

Ⓓ Nur die Aussage 3 ist richtig.

Ⓔ Nur die Aussagen 1, 2 und 5 sind richtig.

☒ Antwort:
Lösung Ⓑ.

RESISTENZFAKTOREN sorgen dafür, daß man eine bestimmte Krankheit gar nicht erst bekommt.

Resistenzfaktoren sind **UNSPEZIFISCH**, d. h. nicht gegen **BESTIMMTE** Erreger, sondern gegen Erreger **IM ALLGEMEINEN** gerichtete Abwehreinrichtungen des Körpers, die angeboren sind.

🕮 **SIEHE FRAGE #33**.

Beim Menschen sind folgende Resistenzfaktoren maßgebend:

1. **MECHANISCHE FAKTOREN**
2. **CHEMISCHE FAKTOREN**
3. **DIE STANDORTFLORA**

1. MECHANISCHE FAKTOREN :

⑤ • die **DICKE DER HAUT**: die Erreger haben es einfach schwer, sind durch die dicke Lage von abgestorbenen Hornzellen hindurchzubeißen.

Allerdings kommt dieser Resistenzfaktor als Infektionsschutz bei **PUNKTIONEN** nicht mehr zum Tragen - hier also gut desinfizieren!

Zu weiteren mechanischen Faktoren zählt ...

- Der Schlag der **WIMPERN**,
- der Schlag der Zilien des **FLIMMEREPITHELS** in den Atemwegen,
- ② die **DARMPERISTALTIK**, sowie
- der **URINFLUSS** in den Ureteren.

In diesen Fällen läßt man den Erregern erst gar nicht genug Zeit, sich irgendwo am Epithel häuslich niederzulassen. Wenn es zu Störungen dieser „Reinigungsvorgänge" kommt, treten in diesen Körperabschnitten häufige und langwierige, sekundäre Infektionskrankheiten auf.

Erinnern Sie sich noch: der Schlag des Flimmereptihels wird z. B. beim **KEUCHHUSTEN** vermindert ...

➠ Folgeerkrankungen resultieren daraus.

Siehe Amtsarztfragen INFEKTIONSKRANKHEITEN

Wer sich keinen Keuchhustenkeim (*Bordetella pertussis*) zulegen will, kann natürlich sein Flimmerepithel auch durch **RAUCHEN** - am besten in Verbindung mit Alkohol - ruinieren.

Die **DARMPERISTALTIK** kann z. B. beim **DIABETES** so weit gestört werden, daß eine bakterielle Fehlbesiedlung des Darmepithels auftritt.

Der **URINFLUSS** in den Ureteren ist dann vermindert, wenn der Patient ständig zuwenig trinkt. **HARNWEGSINFEKTIONEN** sind die logische Folge.

2. Weiterhin greift der Körper auf CHEMISCHE Resistenzfaktoren zurück.

Beispiele:

① • Der **SÄURESCHUTZMANTEL** der Haut.
Der Säureschutzmantel der Haut wird von den ungesättigten Fettsäuren aus bakteriell gespaltenem **TALG** gebildet und hat sogar eine ausgesprochen **BAKTERIZIDE** Wirkung. Talgdrüsenfunktionsstörungen (*sehr trockene Haut*) gehen mit einer vermehrten Infektanfälligkeit der Haut einher.

- die **MAGENSÄURE**: bei einer **HYPOACIDITÄT** (*verminderte Säureproduktion*) kommt es nicht nur zu Magenschleimhautentzündungen, sondern auch auf längere Sicht zu einer bakteriellen Fehlbesiedlung des Darms.

- die **VAGINALSCHLEIMHAUT**.
Der saure pH wird hier von den **DÖDERLEIN'SCHEN BAKTERIEN** produziert. Störungen der Vaginalflora gehen fast augenblicklich mit Pilzinfektionen oder anderen langwierigen lokalen Infekten einher.

Wie bereits mehrfach erwähnt, lieben Bakterien an sich fauliges Brackwasser mit einem leicht alkalischen pH-Wert. Im sauren Milieu können sich nur wenige Bakterien halten und vermehren.

- Als weitere „chemische Keule“ biologischer Genese gegen Keime ist das **LYSOZYM** aus

  - dem **SPEICHEL**,
  - der **TRÄNENFLÜSSIGKEIT** und
  - dem **NASENSEKRET**

zu erwähnen: es wirkt besonders gegen grampositive Keime.

3. Als drittes Standbein der Resistenzfaktoren gibt es die

③ STANDORTFLORA.

Im Körper ist jeder Quadratmillimeter innerer oder äußerer Oberflächen mit Keimen besetzt. Der Körper hält sich aber natürlich nur solche „Haustierchen“, die sich artig benehmen und normalerweise keine Infektion verursachen.

➡ Es handelt sich also um **APATHOGENE** Keime (*sie können keine Infektion beim Menschen hervorrufen*)

➡ oder wenigstens um **OPPORTUNISTISCHE** oder **FAKULTATIV PATHOGENE KEIME** (*sie können nur unter bestimmten Umständen, wie allgemeine Infektanfälligkeit, z. B. bei HIV-Infektionen Erkrankungen hervorrufen)*

Die Standortflora kann z. B. nach übertriebener **ANTIBIOTIKABEHANDLUNG** geschädigt sein und ihre infektionsschützende Aufgabe nicht mehr erfüllen.

Meistens macht sich das in **DARMSYMPTOMEN** (*Durchfall*) bemerkbar.

④ Die Ausbildung von **GEDÄCHTNISZELLEN** gehört (*leider*) zu den **IMMUNITÄTSFAKTOREN**; d. h. Gedächtniszellen stellen logischerweise immer einen **ERWORBENEN** Schutz dar, da sie ja erst gebildet werden können, wenn der Körper in Kontakt mit dem jeweiligen Erreger gekommen sind.
Gedächtniszellen sind außerdem **SPEZIFISCH**, d. h. sie sind immer gegen eine **BESTIMMTE ERREGERART** gerichtet.

35 Ordnen Sie zu:

① grampositive Bakterien

② gramnegative Bakterien

Ⓐ Endotoxinbildner

Ⓑ die Mureinschicht liegt zwischen 2 Lagen Membran, die aus Doppellipidschichten aufgebaut sind

Ⓒ Lysozymempfindlich

Ⓓ kommen besonders im Darm vor

Ⓔ besonders stark ausgeprägte Mureinschicht

Ⓕ stellen sich bei der Gramfärbung blauviolett dar

☒ Antwort:

① Ⓒ Ⓔ undⒻ;
② Ⓐ Ⓑ undⒹ

Da man früher jede Form der histologischen Differenzierung und damit natürlich auch die Bestimmung von Bakterien durch das **MIKROSKOP** vornehmen mußte, war das Hauptaugenmerk auf das unterschiedlichen **FÄRBEVERHALTEN** von Geweben und Bakterien gerichtet.
Man konnte ganz früher die Bakterien nur nach der **FORM** (*Kokken oder Stäbchen*) unterscheiden - da war es schon eine große Erleichterung, daß Altvater **GRAM** eine Färbemethode entdeckte, bei der sich manche Bakterien dauerhaft anfärben ließen und sich bei anderen der aufgebrachte Farbstoff mit **ALKOHOL** wieder auswaschen ließ. Damit diese Bakterien dann aber trotzdem sichtbar wurden, färbte man sie mit einer Fuchsinlösung gegen.

Das Ergebnis war:

Ⓕ ● **GRAMPOSITIVE** Bakterien, also solche, die sich nach der Methode von Gram dauerhaft anfärben ließen, erschienen unterm Mikroskop **DUNKELBLAU-VIOLETT**;
○ die gegengefärbten **GRAMNEGATIVEN** Bakterien erscheinen **ROT**.

Auf einer ähnlichen Differenzierung beruht die später entwickelte Färbung nach **ZIEHL-NEELSEN**; nur daß man hier andere Farbstoffe verwendet und anstatt mit Alkohol mit Säure entfärbt. Ziehl-Neelsen-positive Keime erscheinen dann rot auf zartblauem Untergrund. Diese Keime nennt man aufgrund diese Färbeverhaltens „**SÄUREFEST**".

Das unterschiedliche Färbeverhalten der Bakterien ist im wesentlichen im unterschiedlichen Aufbau der **ZELLUMHÜLLUNG** zu suchen.

Grampositive Bakterien weisen unterm Mikroskop eine wesentliche stärkere (*dikkere*) **ZELLWAND** auf als gramnegative Bakterien.

Ein **GRAMPOSITIVES BAKTERIUM** besitzt als Außenhülle ein (*verhältnismäßig*) riesiges, dreidimensional vernetztes Makromolekül, das **MUREIN**. Die einzelnen Bestandteile, Zucker- und Eiweißmoleküle sind gitterförmig vernetzt und umhüllen das gesamte Bakterium.

Ⓔ Grampositive Bakterien haben also als zusätzlichen Schutz außerhalb der Zellmembran (*die jede Zelle aufweist*) eine **DICKE MUREINSCHICHT** . Der Farbstoff nach Gram paßt genau in die Lücken zwischen den Zucker- und Eiweißmolekülen und kann deshalb mit Alkohol nicht mehr so ohne weiteres ausgewaschen werden.

Diese Bakterien mit der **DICKEN LAGE MUREIN** außen rum sind deshalb alle **GRAMPOSITIV**.

Ⓒ Dieser Panzer hat Vor- und Nachteile: selbstverständlich sind Bakterien mit einem dicken Mureinpanzer besser geschützt als Bakterien mit einer dünneren Schutzschicht - allerdings hat der Körper Stoffe entwickelt, die das Murein der Bakterienzellwände **AUFLÖSEN** können:

➠ **LYSOZYM** ist so ein Stoff. Lysozym kommt

- im Speichel,
- in der Tränenflüssigkeit und
- im Nasensekret vor

und hemmt das Wachstum der grampositiven Keime.

Ⓓ Aus diesem Grund sind auch die allermeisten **DARMKEIME GRAMNEGATIV**; ihnen macht das Lysozym nichts aus.

Ⓑ Die Zellwand **GRAMNEGATIVER BAKTERIEN** ist etwas anders aufgebaut: sie besitzen außerhalb der normalen Zellmembran auch wieder eine **MUREINSCHICHT** ; allerdings ist diese jetzt wesentlich **DÜNNER** als der Mureinpanzer der grampositiven Bakterien. *Durch diese dünnere Mureinschicht sind die gramnegativen Bakterien z. B. auch beweglicher als die grampositiven Keime.* Damit der Schutz aber nun nicht zu kurz kommt, entwickelten die gramnegativen Bakterien eine **ZUSÄTZLICHE ÄUSSERE MEMBRAN**, die ganz außen, außerhalb der Mureinschicht zu liegen kommt. Diese äußere Membran ist ein wichtiger pathogenetischer (*krankheitserzeugender*) Faktor; wenn gramnegative Bakterien diese äußere Membran verloren haben, sind sie oft nicht mehr pathogen.

Ⓐ Als weiteres „Gimmick" kann diese äußere Membran selbst bei einem Zerfall der Bakterien noch pathogen wirken: Bruchteile und **SPALTPRODUKTE** dieser äußeren Membran bilden das **ENDOTOXIN**.

Wenn bei einem **ZERFALL GRAMNEGATIVER KEIME** vermehrt Teile dieser äußeren Membran ins Blut geschwemmt werden, kann es zu Regulationsstörungen der Durchblutung kommen:

➠ der **ENDOTOXINSCHOCK**.

Beim Endotoxinschock - den Profis auch als **HERXHEIMER - REAKTION** bekannt, machen die Arteriolen auf und das Blut versackt in der Peripherie. Es folgt eine Gegenregulation im Sinne einer **ZENTRALISIERUNG DES KREISLAUFS**, bei der im Vollbild nur noch Herz, Lunge und Gehirn eine vernünftige Blutzirkulation aufweisen.

🕮 **siehe Amtsarztfragen HERZ-KREISLAUF KLINIK**.

36 Welche Aussage/n ist/sind richtig?

① Unter Pathogenität eines Keims versteht man das Ausmaß der potentiell krankheitserzeugenden Eigenschaften.

② Unter Virulenz eines Keims versteht man die Gesamtheit der kranheitserzeugenden Eigenschaften eines Keims.

③ Keime, die eine hohe Pathogenität aufweisen, machen mit hoher Wahrscheinlichkeit krank.

④ Die Standortflora hat eine niedrige Pathogenität.

⑤ Die Virulenz von Keimen kann sich ändern, wenn eine Infektion des Keims mit Phagen stattgefunden hat.

Ⓐ Alle Aussagen sind richtig.
Ⓑ Nur die Aussagen 1, 2 und 4 sind richtig.
Ⓒ Nur die Aussagen 3, 4 und 5 sind richtig.
Ⓓ Nur die Aussagen 1 und 3 sind richtig.
Ⓔ Nur die Aussagen 2, 3, 4 und 5 sind richtig.

☒ Antwort:
Lösung ©.

Tja, manchmal werden auch die genauen Definitionen medizinischer Begriffe gefragt....

① Unter der **PATHOGENITÄT** eines Keims versteht man die **PRINZIPIELLE EIGENSCHAFT EINES KEIMES**, überhaupt **KRANKHEITEN ERZEUGEN ZU KÖNNEN**.

☞ *Beispiel: Archebakterien erzeugen keine Krankheiten; sie sind apathogen; **CLOSTRIDIEN** erzeugen sehr wohl Krankheiten; sie sind **PATHOGEN** (haben eine hohe Pathogenität).*

③ Keime, die eine hohe Pathogenität haben, haben damit ausgeprägte Eigenschaften, die krank machen können und erzeugen deshalb in den meisten Fällen wirklich Krankheiten.

② Das **AUSMASS** der Pathogenität, also die prinzipiell krankmachende Eigenschaft kann **UNTERSCHIEDLICH STARK AUSGEPRÄGT** sein; man spricht davon, daß die **VIRULENZ** unterschiedlich ist.

☞ *Beispiel: der normale E. coli - Keim kann auch (unter bestimmten Umständen) krank machen, d. h. er ist pathogen. Allerdings produziert er normalerweise wenig Toxin, d. h. er hat eine geringe Virulenz. Die hämorrhagischen E. coli's dagegen haben eine stärkere Toxinproduktion und damit eine höhere Virulenz.*

④ Die **STANDORTFLORA** soll an sich nur die Plätze auf der Haut und auf den Schleimhäute besetzen, so daß sich pathogene Keime nur schwer ansiedeln können. Deshalb sucht sich der Körper natürlich in erster Linie solche Keime aus, die wenig krankmachende Eigenschaften haben, also solche, die **APATHOGEN** sind oder zumindest eine **GERINGE** Pathogenität haben.

Die meisten Keime der Standortflora benehmen sich auch und machen nur dann krank, wenn außergewöhnliche Umstände, wie eine verminderte Abwehr auftreten. Solche Keime nennt man **OPPORTUNISTISCHE** oder **FAKULTATIV PATHOGENE KEIME** .

⑤ Doch, doch, auch Bakterien können „krank" und infiziert werden - mit **PHAGEN**. Phagen sind virusähnliche Partikel, die das Genom und damit das (*biochemische*) Verhalten des Bakteriums ändern können.

CORYNEBAKTERIEN, die prinzipiell durchaus pathogen sind, können z. B. in einer niedervirulenten Form mit (*fast*) keiner Exotoxinproduktion auftreten; der Patient hat absolut keine Krankheitssymptome. Nach einer Infektion mit Phagen können sich die gleichen Bakterien zu hochvirulenten **DIPHTHERIE-BAKTERIEN** mit anständiger Toxinproduktion mausern und dem Menschen das Leben schwer machen.

37 Beurteilen Sie beide Aussagen und die Verknüpfung:

Vor jeder geplanten Punktion (Injektion) muß die Punktionsstelle gründlich sterilisiert werden,

weil

bei Diabetikern die Infektions-Komplikationsrate höher ist als bei der Durchschnittsbevölkerung.

Ⓐ Beide Aussagen und die Verknüpfung sind richtig.

Ⓑ Beide Aussagen sind richtig.

Ⓒ Nur die erste Aussage ist richtig.

Ⓓ Nur die zweite Aussage ist richtig.

Ⓔ Keine Aussage ist richtig

☒ Antwort:
Lösung Ⓓ.

Fast richtig - wenn man den kleinen Unterschied zwischen sterilisieren und desinfizieren wegläßt....

Eine **PUNKTIONSSTELLE** muß vor jedem Eingriff möglichst **KEIMARM** gemacht werden, damit die Wahrscheinlichkeit, daß Bakterien durch den Stichkanal eindringen und sich unter der Haut vermehren, möglichst reduziert wird.

Leider ist es unmöglich, eine Punktionsstelle auf 180 °C 60 Minuten lang zu erhitzen (sterilisieren) - die wenigsten Patienten machen das auf die Dauer mit.

Man **DESINFIZIERT** statt dessen = man **REDUZIERT DIE KEIMZAHL** auf der Haut.

Zur **HAUTDESINFEKTION** verwendet man **ALKOHOLE** (*nur zugelassene Desinfektionsmittel!*). Man hat hier zwei gleichwertige Methoden zur Verfügung:

1. Die **SPRÜHMETHODE**:

   man sprüht die Punktionsstelle mit reichlich Alkohol ein und wartet dann mindesten **2 MINUTEN** oder länger bis das Desinfektionsmittel abgetrocknet ist; oder

2. Die **WISCHMETHODE**:

   man wischt mit einem, mit Desinfektionsmittel angefeuchtetem Tupfer in konzentrischen Kreisen von der geplanten Punktionsstelle weg. Hier muß man mindestens **30 SEKUNDEN** warten oder auch wieder so lange, bis das Desinfektionsmittel abgetrocknet ist.

Die Hautdesinfektion sollte generell **IMMER** gründlich durchgeführt werden - **BESONDERE SORGFALT** ist vor allem dann angesagt, wenn es sich um einen Patienten handelt, bei dem davon auszugehen ist, daß die Abwehr nicht so 100 %ig auf dem Damm ist. Das ist der Fall bei Diabetikern, bei HIV-Patienten und bei Patienten mit autoimmunologischen Störungen, wie Rheuma, Lupus erythematodes etc.

Da man eine Punktionsstelle nie richtig keimfrei bekommt, besteht immer ein Risiko, daß man mit der Nadel Keime ins Körperinnere bringt und das ist natürlich besonders fatal, wenn die Abwehr mit diesen Keimen nicht umgehen kann.

Es entsteht dadurch z. B. ein **SPRITZENABSZESS** oder eine Clostridieninfektion (*Gasbrand*).

38 Welche Zuordnung/en bezüglich der geeigneten Desinfektionsmethode ist/sind richtig?

① Luft ➠ UV-Strahlen

② chirurgische Händedesinfektion ➠ Phenole

③ Schleimhaut ➠ H_2O_2

④ Wäsche ➠ Chlor

⑤ Flächen ➠ Jod

Ⓐ Alle Aussagen sind richtig.
Ⓑ Nur die Aussagen 3 und 4 sind richtig.
Ⓒ Nur die Aussagen 1, 2 und 4 sind richtig.
Ⓓ Nur die Aussagen 1, 3 und 4 sind richtig.
Ⓔ Nur die Aussage 3 ist richtig.

☒ Antwort:
Lösung Ⓓ.

Man erwartet von Ihnen schon, daß Sie wissen, wie Sie mit einer potentiellen Infektionsgefahr umgehen.

① **LUFT** wird desinfiziert durch **UV-STRAHLEN**.

➠ In OP's z. B. wird zwischen den Operationen der Raum unter der Decke mit UV-Lampen bestrahlt; durch die Luftzirkulation mischt sich die keimreduzierte mit der noch nicht bestrahlen Luft und man erreicht so eine **KEIMZAHLREDUZIERUNG** bis zu 70 %.

➠ In Säuglingsstationen ist diese Form der Luftdesinfekion verboten wegen der doch recht ausgeprägten Konjunktivitisgefahr.

② **PHENOLE** sind sehr aggressive Stoffe, die man in 0,5 bis maximal 4 %iger Verdünnung bei der **FLÄCHENDESINFEKTION** einsetzt. Trotz Verdünnung ist die Lösung immer noch so aggressiv, daß dringend das Tragen von Handschuhen empfohlen wird - damit ist der Stoff für die chirurgische Händedesinfektion nicht geeignet. *Ich könnte mir vorstellen, daß, wenn man das ein paar mal am Tag machen würde, bald nichts (keine Haut) mehr da wäre, die man desinfizieren könnte...*

Die **CHIRURGISCHE HÄNDEDESINFEKTION** bedient sich des **ALKOHOLS**: nach dem Waschen Hände und Unterarme mit reichlich Alkohol benetzen und trocknen lassen = mindestens 5 Minuten einwirken lassen.

③ Zur Schleimhautdesinfektion sowie zur **WUNDDESINFEKTION** ist tatsächlich **H_2O_2** gut geeignet.
H_2O_2 gibt ein einzelnes Sauerstoffatom, ein Radikal, ab und vernichtet so die Bakterien. Eine ähnliche Substanz, die früher recht oft zum Rachenauspinseln verwendet worden ist, ist **KALIUMPERMANGANAT** (*$KMnO_4$*).

☞ Das altbekannte **JOD** wird zur Hautdesinfektion nicht mehr so häufig verwendet, da viele Patienten Allergien gegen Jod entwickelt haben.

④ **WÄSCHE**, Kittel, Liegentücher etc. desinfiziert man am bestem in der Waschmaschine im **60 °C - WASCHGANG** (*das verlängerte Waschprogramm nehmen!*) und/oder spült mit **CHLOR** nach. Man kann zur Wäschedesinfektion auch Formalin oder Phenole verwenden.

Alle Desinfektionsmittel schädigen nicht nur die anheftenden Bakterien, sondern auch die Fasern und die Farben; deshalb ist Praxiswäsche früher oder später sowieso weiß.

⑤ Zur **FLÄCHENDESINFEKTION** kann man **PHENOLE** oder auch z. B. **FORMALIN** verwenden. Wichtig ist die **EXAKTE DOSIERUNG**, da diese Stoffe wirklich nur in den angegebenen Dosierungen bakterizid etc. wirken.

Dran denken: alle Flächendesinfektionsmittel sind haut- und schleimhautreizend, manche auch allergen oder sogar kanzerogen - also immer Handschuhe tragen!

39 Beschreiben Sie die korrekte Methode zur Boden- und Flächendesinfektion!

☒ Antwort:

Es findet die **2-EIMER-METHODE** Anwendung:

- der erste Eimer enthält vorschriftsmäßig verdünntes Desinfektionsmittel,
- der 2. Eimer klares Wasser.

Das Tuch wird mit Flüssigkeit aus dem ersten Eimer benetzt, die Fläche damit gereinigt, dann wird das Tuch im zweiten Eimer ausgewaschen, bevor wieder Flüssigkeit aus dem ersten Eimer aufgenommen wird.

Die Praxis-Grundkosten werden immer höher - jetzt brauchen Sie auch noch einen zweiten Eimer zum Putzen....
Aber Scherz beiseite, das Ganze hat schon seinen Sinn.

☞ Es empfiehlt sich, besonders für die **BODENREINIGUNG** einen **DESINFEKTIONSREINIGER** zu nehmen, der reinigen und desinfizieren in einem Arbeitsgang erledigen kann. Diese Chemikalien gibt's im medizintechnischen Handel; sie haben alle eine Zulassung der Behörden!

Wenn Sie kein Desinfektionsmittel zur Bodenreinigung nehmen, besteht die Gefahr, daß besonders die **GRAMNEGATIVEN KEIME** durch das Wischwasser in alle Ecken verbreitet werden.

DURCHFÜHRUNG:

Sie nehmen Ihre beiden Eimer zur Hand und mischen im **ERSTEN EIMER** Ihr Desinfektionsmittel an.

➠ Wichtig ist hierbei, daß Sie sich genau an die **VORGEGEBENE KONZENTRATION** halten (*wer kennt sich noch mit Dreisatzrechnen aus??*); eine zu hohe oder eine zu geringe Konzentration vermindert den desinfizierenden Effekt!

Sie tauchen Ihren Mopp in den ersten Eimer mit dem Desinfektionsmittel und wischen.

Zum **AUSWASCHEN** kommt jetzt der **ZWEITE EIMER** dran - eine ganze Anzahl von Keimen und natürlich auch der Schmutz befinden sich jetzt im zweiten Eimer. Erst nach dem Auswaschen gehen Sie mit Ihrem (*jetzt etwas saubereren Mopp*) wieder ins Desinfektionsmittel und wischen erneut. *Das ist an sich gar nicht so kompliziert, wie es sich anhört.*
Falls Sie den zweiten Eimer nicht verwenden würden, und die Keime und den Schmutz in den ersten Eimer praktizieren würden, wäre das Desinfektionsmittel in Nullkommanichts verbraucht und Ihre ganze Mühe wäre umsonst.
☞ Normalerweise reichen diese 2 Eimer für ein ganzes Zimmer (*20 bis 30 qm*).

Wenn es sich um **FLÄCHEN** handelt, wird man diese Methode nur dann anwenden, wenn sie wirklich verschmutzt und kontaminiert sind. Normalerweise gibt es **SPRÜHDESINFEKTIONSMITTEL** , die meistens konzentrierte Alkohollösungen enthalten.
☞ Wichtig zu beachten ist hierbei, daß man das Desinfektionsmittel **ANTROCKNEN** läßt und nichts abwischt!

40 Welche Aussage/n bezüglich der Plasmide ist/sind richtig?

① Plasmide bestehen aus DNA-Strängen.

② Plasmide sind ein Virulenzfaktor.

③ Plasmide können auch an andere Bakterienarten weitergegeben werden.

④ Plasmide produzieren Endotoxin.

⑤ Plasmide werden zur Klassifikation der verschiedenen Bakterienarten herangezogen.

Ⓐ Alle Aussagen sind richtig.
Ⓑ Nur die Aussagen 1, 2, 3 und 4 sind richtig.
Ⓒ Nur die Aussagen 1, 2 und 3 sind richtig.
Ⓓ Nur die Aussagen 1, 2 und 4 sind richtig.
Ⓔ Nur die Aussagen 3 und 4 sind richtig.

☒ Antwort:
Lösung ©.

① **PLASMIDE** sind kleine, meistens **RINGFÖRMIGE DNA-ABSCHNITTE**, die frei im Zytoplasma der Bakterienzelle liegen. Während das Nukeoid, das Kernäquivalent (*Bakterien haben keinen echten Zellkern mit einer Zellkernmembran, sondern nur ein großes, frei im Zytoplasma liegendes DNA-Molekül*) die überlebenswichtigen Informationen für das Bakterium enthält, tragen die Plasmide **ZUSÄTZLICHE INFORMATIONEN**, die dem Bakterium das Leben leichter machen.

Solche Informationen können z. B. sein,

- wie man bestimmte Substanzen im Nährmedium besser verstoffwechselt,
- wie man sich gegen konkurrierende Pilze wehrt oder auch - für den medizinischen Mikrobiologen besonders interessant -
- wie man **ANTIBIOTIKA** spaltet.

② Bakterien, die Plasmide enthalten sind daher oft **INFEKTIÖSER** als ihre Kollegen, die keine solchen Zusatzinformationen haben; deshalb ist das Vorhandensein von Plasmiden immer ein **VIRULENZFAKTOR**.

③ Je nach dem können Bakterien viele Kopien dieser Plasmide im Plasma tragen; es sind schon bis zu 100 Kopien gezählt worden.

Der Gag bei der ganzen Sache ist nämlich, daß Bakterien offensichtlich sehr sozial eingestellt Tierchen sind (*vor allem die Gramnegativen untereinander*) und „über die Artengrenze hinweg" ihr Wissen mit Anderen teilen: d. h. Kopien von Plasmiden können an andere Arten weitergeben werden.

Medizinisch interessant ist natürlich wieder das Ausbreiten von Antibiotikaresistenz; man spricht in diesem Fall auch von einer **INFEKTIÖSEN ANTIBIOTIKA-RESISTENZ**.

Sie können sich sicher vorstellen, daß sich besonders dort, wo viele Keime einen engen Kontakt haben, diese Antibiotikaresistenz besonders schnell ausbreitet: intraindividuell unter den verschiedenen **DARMBAKTERIEN**, aber auch z. B. im **KRANKENHAUS**.

Die Plasmide sind der Grund, warum Krankheiten, die im Krankenhaus erworben worden sind (*sog. nosokomiale Infektionen*), oft recht schlecht auf die übliche Antibiotikatherapie ansprechen oder warum ein Mensch, der schon viele Antibiotikatherapien hinter sich hat (*vor allen kurz hintereinander*), immer schlechter auf eine solche Therapie anspricht.

④ *Na, nicht aufgepaßt?*

ENDOTOXIN ist ein **SPALTPRODUKT GRAMNEGATIVER BAKTERIEN**, und zwar ein Teil der äußeren Membran, die die Bakterienzellen und die dünne Mureinschicht umhüllt. Endotoxin wird frei, wenn die gramnegativen Keime **ZERFALLEN**, also tot sind; sei es durch die Aktivität der körpereigenen Anwehr, sei es durch eine forcierte Antibiotikatherapie. Diese Teile der äußeren Membran, das Endotoxin also, veranlaßt die Arteriolen aufzumachen, so daß das Blut in der Peripherie versackt und dem (*aktiven*) Kreislauf nicht mehr zu Verfügung steht. Diese Kreislaufsituation nennt man **ENDOTOXINSCHOCK**.

🕮 **siehe Amtsarztfragen HERZ/KREISLAUF Klinik**.

⑤ Da **PLASMIDE** bei den diversen Bakterienarten vorhanden sein **KÖNNEN** aber nicht zwangsläufig da sein müssen, sind sie zur Klassifikation der unterschiedlichen Arten ungeeignet. Man verwendet zur Klassifikation der Bakterienarten

- das Färbeverhalten,
- das Stoffwechselverhalten
  - *aber natürlich nur unveränderliche Komponenten*,
- das Verhalten Sauerstoff oder $C0_2$ gegenüber etc.

Plasmide kommen zum Tragen, wenn man die Empfindlichkeit auf bestimmte Antibiotika testet - das ist aber ein artenunabhängiger Vorgang.

41 Welche Aussage/n ist/sind richtig?

Folgende Personengruppen können unbedenklich aktiv geimpft werden:

① Diabetiker mit rezidivierenden Infektionen der oberen Luftwege

② gesunde Kinder

③ Kinder mit angeborener Epilepsie

④ Patienten mit schwerem Asthma

⑤ Rheumatiker, die in den fernen Osten reisen möchten.

Ⓐ Nur die Aussagen 1, 2, und 5 sind richtig.
Ⓑ Nur die Aussagen 1, 2, 4 und 5 sind richtig.
Ⓒ Nur die Aussagen 1 und 5 sind richtig.
Ⓓ Nur die Aussagen 1, 3, 4 und 5 sind richtig.
Ⓔ Nur die Aussage 2 ist richtig.

☒ Antwort:
Lösung Ⓔ.

Prinzipiell sollte man nur **AKTIV IMPFEN**, wenn das **ABWEHRSYSTEM GUT FUNKTIONIERT** und der Körper die kleine Allgemeininfektion, die durch die Impfung hervorgerufen wird, auch gut übersteht, so daß man annehmen kann, daß der Impferfolg, die **BILDUNG VON GEDÄCHTNISZELLEN**, auch wirklich in ausreichendem Maß stattfinden kann.

Bei Patienten, die sowieso schon von vorne herein eine **GESTÖRTE ABWEHR** aufweisen, besteht nämlich nicht nur die Möglichkeit, daß die Bildung der Gedächtniszellen unter der Erwartung zurückbleibt, sondern es kann auch sein, daß der Patient, besonders bei aktiven Impfungen, wirklich **ERKRANKT**.

② Grundsätzlich dürfen also nur **GESUNDE** Personen geimpft werden.

Man darf nicht impfen:

- in der **REKONVALENSZENZ**,
- ⑤ bei Störungen der körpereigenen Abwehr im Sinne von **AUTOIMMUN-ERKRANKUNGEN**,
- ④ bei **SCHWERER ALLERGIE** (*Asthma, Neurodermitis etc.*),
- bei **SCHWEREN ORGANKRANKHEITEN** .
- ① Bei **DIABETIKERN** bestehen große Chancen, daß das Abwehrsystem nicht in Ordnung ist; Diabetiker sollten also nicht „auf biegen und brechen“ geimpft werden - immer den jeweiligen Immunstatus abchecken!

Da das Abwehrsystem unter den Kontrolle des Vorderhirns steht, ist auch

- jede **AKUTE KRANKHEIT DES GEHIRNS**,
- ein **ANGEBORENER HIRNSCHADEN**
- ③ oder eine kindliche (*angeborene*) **EPILEPSIE**

eine Kontraindikation.

42 Welche Aussage/n zur Impfreaktion ist/sind richtig?

An Impfreaktionen können folgende, grundsätzlich unbedenkliche Erscheinungen auftreten:

① Rötung und Schwellung der Infektionsstelle

② Fieber ab dem zweiten Tag von etwa 39°C

③ Schmerzhaftigkeit der Injektionsstelle innerhalb der ersten 3 Tage nach der Impfung

④ Urtikaria im Bereich des Außenknöchels des Fußes

⑤ ein Hautausschlag nach 1 Woche nach Impfung bei der Masern-Mumps-Röteln-Impfung.

Ⓐ Alle Aussagen sind richtig.

Ⓑ Nur die Aussagen 1 und 3 sind richtig.

Ⓒ Nur die Aussagen 1, 2, 3 und 5 sind richtig.

Ⓓ Nur die Aussagen 1, 3 und 5 sind richtig.

Ⓔ Keine Aussage ist richtig.

☒ Antwort:
Lösung Ⓓ.

§§ Nachdem im **IfSG** (*Infektionsschutzgesetz*) im **§ 6** ein Passus vorgesehen ist, der sich mit **IMPFREAKTIONEN** beschäftigt, sollte man auch darüber wenigsten in groben Zügen Bescheid wissen.
Da besonders die **AKTIVEN IMPFUNGEN**, wie bereits mehrfach erwähnt, immer mit kleinen systemischen Abwehrreaktionen einhergehen, können schon mal kleinere Anzeichen beim Geimpften bemerkbar sein. Wenn es sich allerdings um etwas Ernsteres oder gar um einen echten Ausbruch einer Erkrankung handelt, zählt das nicht mehr zu den tolerablen Impfreaktionen sondern fällt unter die **MELDEPFLICHT** nach **§ 6 IfSG**.

☞ Wenn es wirklich zu echten Impfschäden gekommen ist, wird der Patient vom Gesundheitsamt entschädigt, vorausgesetzt die Impfung war eine von denen, die allgemein empfohlen worden sind und die Impfung ist ordnungsgemäß von einem **ARZT** durchgeführt und in den **IMPFPASS** eingetragen worden.

➡ Aus diesen Gründen (*Sorgfaltspflicht!*) **IMPFT DER HP NICHT**, auch wenn er „zufälligerweise" an einen Impfstoff kommen sollte!!

Wenn alles gut läuft bei einer Impfung, merkt der Geimpfte praktisch nichts.

UNBEDENKLICHE IMPFREAKTIONEN *die selten, aber dennoch auftreten können und harmlos sind, müssen nicht gemeldet werden - meistens handelt es sich um* ***REIZERSCHEINUNGEN DER IMPFSTELLE***

① Eine **RÖTUNG UND SCHWELLUNG** der Impfstelle weist nur darauf hin, daß das Abwehrsystem reagiert. Meistens sind die Reaktionen innerhalb weniger Tage wieder verschwunden.

③ Wenn die körpereigene Abwehr gut reagiert und sich um den intramuskulär-applizierten Impfstoff reichlich Leukozyten sammeln, kommt es zu **SCHMERZEN** im Bereich der Injektionsstellen. Die Schmerzen sollten nie länger als 4 Tage anhalten; weitere Schmerzen sind schon verdächtig auf eine Komplikation

➡ **Arzt fragen!**

⑤ Bei der **MASERN-MUMPS-RÖTELN-IMPFUNG** gehört es fast zu den „normalen" Reaktionen, daß circa eine Woche nach der Impfung ein masernähnlicher **AUSSCHLAG** auftritt. Der Ausschlag ist Zeichen der Aktivierung des Abwehrsystems und ist nicht auf eine direkte Virus-Einwirkung zurückzuführen -

siehe Amtsarztfragen INFEKTIONSKRANKHEITEN .

Der Ausschlag steckt daher auch nicht an.

Alle anderen Reaktion sind aber nicht mehr grundsätzlich harmlos:

② wenn **HOHES FIEBER** auftritt (*39 °C ist ein hohes Fieber!*), ist abzuklären, ob der Patient nicht etwa ein richtiges Vollbild der Infektion ausbrütet.

④ Auch eine **URTIKARIA** gehört keinesfalls zu üblichen Reaktionen; abzuklären ist hier, ob ein allergisches Geschehen gegen einen Bestandteil des Impfstoffes zugrundeliegt.

Alle solchen Reaktionen müssen nach **§ 6 IFSG** bei **VERDACHT** gemeldet werden.

42 Welche Aussage/n ist/sind richtig?

Ein Virus in seiner extrazellulären Erscheinungsform kann folgende Bestandteile enthalten:

① Nukleinsäuren in Form eines DNA-Strangs

② Nukleinsäuren in Form eines RNA-Strangs

③ Glykogen

④ Harnsäure

⑤ Proteine

Ⓐ Alle Aussagen sind richtig.
Ⓑ Nur die Aussagen 1, 2 und 5 sind richtig.
Ⓒ Nur die Aussagen 1 und 2 sind richtig.
Ⓓ Nur die Aussagen 3 und 4 sind richtig.
Ⓔ Nur die Aussagen 2, 4 und 5 sind richtig.

☒ Antwort:
Lösung Ⓑ.

Ein **VIRUS** ist ein kleines, unbelebtes Stück organischen Materials, das die Eigenschaft hat, sich in das Kernmaterial einer Wirtszelle zu integrieren und/oder sich des Stoffwechsels der Wirtszelle zu bedienen um sich selbst zu replizieren.

①② In der extrazellulären Erscheinungsform besteht ein Virus (*oder genauer ein Virion*) aus

- **DOPPELSTRÄNGIGER** oder
- **EINZELSTRÄNGIGER** oder auch
- **SEGMENTIERTER NUKLEINSÄURE**,

die als
➠ **RNA** (*Ribonukleinsäure*) oder
➠ **DNA** (*Desoxiribonukleinsäure*)

vorliegen kann.

Diese Nukleinsäuren stellen das eigentliche infektiöse Agens dar; sie können den **STOFFWECHSEL DER WIRTSZELLE** dann so transformieren, daß nach der Infektion von der Wirtszelle z. B. (*nur*) noch neue Viren (*Virione*) hergestellt werden und die normale Stoffwechselleistung der Wirtszelle stoppt.

⑤ Um die Nukleinsäuren extrazellulär zu schützen, werden außenrum **PROTEIN-MOLEKÜLE** aufgebaut - sie bilden das sog. **KAPSID**. Die Kapside enthalten nur wenig unterschiedliche Proteine; d. h. der Aufbau der Eiweißhülle ist recht regelmäßig (*Zylinder, dreidimensionales Sechseck etc.*). **ANTIKÖRPER** gegen Viren werden in der Hauptsache gegen das Kapsid gebildet.

Manche Viren haben zusätzlich außen rum um das Kapsid eine Doppellipidschicht, eine **ZELLMEMBRAN**. Diese Zellmembran heißt **ENVELOPE** und wird meistens beim Ausschleusen „geklaut" von der Wirtszelle und macht es so dem Abwehrsystem schwer, das Virus unter dem vermeintlichen Zellmembranabschnitt einer körpereigenenen Zelle zu entdecken. Der Envelope ist daher ein **VIRULENZ-FAKTOR** bei Viren.

➠ Keine Rose ohne Dornen: Nachteil für das Virus ist, daß das Virus jetzt ätherempfindlich wird und außerhalb des Körpers oft nicht lange überlebt.

③ **HARNSÄURE** entsteht beim Abbau von Nukleinsäuren in der Leber. Harnsäure wird auf relativ komplizierten Wegen über die **NIERE** ausgeschieden und kann leicht im Körper kumulieren. Die Erkrankung heißt **GICHT**. Mit einem Virus hat die Gicht nichts zu tun.

④ **GLYKOGEN** stellt die Speicherform der **GLUCOSE** dar. Viren enthalten keine Glucose, da sie keinen eigenen Stoffwechsel haben und deshalb keinen eigenen Energieträger brauchen. Alles, was sie für ihre Vermehrung brauchen „klauen" sie von der Wirtszelle.

43 Beurteilen Sie beide Aussagen und die Verknüpfung:

Virale Infektionen können mit Krebserkrankungen in Zusammenhang gebracht werden,

weil

sich das Virus in das Zellkernmaterial der Wirtszelle einnisten kann.

Ⓐ Beide Aussagen und die Verknüpfung sind richtig.
Ⓑ Beide Aussagen sind richtig.
Ⓒ Nur die erste Aussage ist richtig.
Ⓓ Nur die zweite Aussage ist richtig.
Ⓔ Keine Aussage ist richtig.

☒ Antwort:
Lösung Ⓐ.

Aufgrund der Tatsache, daß sich die Virus-Nukleinsäuren in den **ZELLKERN** einer Wirtszelle einnisten können, besteht die Möglichkeit einer **GENETISCHEN VERÄNDERUNG** der Zelle.

Es kann also sein, daß durch das Einfügen der fremden DNA die Gene für die Zellteilung und De-Differenzierung wieder aktiviert werden - es entsteht eine **KREBSZELLE**.

Zum Ausbruch der echten Krebserkrankung gehört allerdings noch eine Fehlfunktion des **IMMUNSYSTEMS** dazu; normalerweise werden genetisch veränderte Zelle durch das T-Zell-System erkannt und eliminiert.

Was tatsächlich passiert, wenn Virus-Nukleinsäure in eine Zelle gebracht wird, ist von so vielen Faktoren abhängig, daß man einen genauen Krankheitsverlauf nicht unbedingt immer vorhersagen kann.

VIREN können

- **INFEKTIONSKRANKHEITEN** im Vollbild oder aber auch als inapparente Krankheiten hervorrufen, sowie
- **GUTARTIGE TUMOREN**, wie z. B. Warzen,
- **BÖSARTIGE TUMOREN** oder auch
- **LEUKÄMIEN**.

- Bei den **INFEKTIONSKRANKHEITEN** wird die Wirtszelle veranlaßt, **VIRUS-PARTIKEL** zu **SYNTHETISIEREN**; es kann - muß aber nicht - der Zelltod der Wirtszelle daraus resultieren.
  Es kann aber z. B. auch passieren, daß das eingedrungene Virus keine echte Erkrankung hervorruft, sondern daß z. B. das Virus-Genom mit weiteren Zellteilungen der Wirtszelle **AN DIE TOCHTERZELLEN WEITERGEGEBEN** wird und es erst Jahre später zu einem Ausbruch kommt (*latente Infektionskrankheiten*).
  Auch bei diesen Infektionen gibt es noch eine Besonderheit: die sog. **SLOW-VIRUS-ERKRANKUNGEN**. Es handelt sich um Infektionskrankheiten, die eine z. T. jahrelange Inkubationszeit haben und bei denen, bei Ausbruch der Erkrankung keine Reaktion des Immunsystems nachzuweisen ist, meistens handelt es sich um Encephalitiden.

- Als weitere Möglichkeit existiert natürlich auch noch die **TRANSFORMATION** der Wirtszelle, wenn sich das Virus in die DNA einnistet: es können Gene ab- und angeschaltet werden und es kann **KREBS** entstehen.

Viren, die das in vielen Fällen machen, heißen **ONKOGENE VIREN.**

44 Welche der folgenden Zuordnungen zum Replikationszyklus eines Virus ist/sind richtig?

① Adsorption ➠ Freisetzen der viruseigenen Nukleinsäuren.

② Penetration ➠ Anheften des Virus an die Wirtszelle

③ Uncoating ➠ zu diesem Zeitpunkt ist kein infektiöses Virus mehr nachweisbar.

④ Transformation ➠ Synthese des infektionsfähigen Virions

⑤ Ausschleusung ➠ Entstehung des Envelopes

Ⓐ Alle Aussagen sind richtig.
Ⓑ Nur die Aussagen 1, 2, 3 und 5 sind richtig.
Ⓒ Nur die Aussagen 3 und 5 sind richtig.
Ⓓ Nur die Aussagen 1, 2 und 4 sind richtig.
Ⓔ Keine Aussage ist richtig.

☒ Antwort:
Lösung ©.

Wenn man schon mal was von den ***6 PHASEN DER VIRUSREPLIKATION*** *gehört hat, ist die Frage eigentlich einfach.*

① Die **ERSTE PHASE** die Phase der **ADSORPTION**.
D. h. das Virus **HEFTET SICH** erst mal **FEST** an die **WIRTSZELLMEMBRAN** an speziellen Membranrezeptoren an.
Diese Anheftung kann z. B. durch **NEURAMINSÄURE**, einem Bestandteil im Speichel, der Tränen- und der Nasenflüssigkeit weitestgehend verhindert werden.

② Die **ZWEITE PHASE** ist die Phase der **PENETRATION**
Das Virus wird jetzt ins **INNERE** der Zelle befördert.

Sofern das Virus einen Envelope (*eine zusätzliche Hülle aus Zellmembran-Bestandteilen*) hatte, bleibt dieser außerhalb der Wirtszelle und verschmilzt mit der Zellmembran der Wirtszelle. Viren ohne Envelope werden durch einen phagozytoseähnlichen Vorgang ins Zellinnere befördert.

③ In der **DRITTEN PHASE**, der Phase des **UNCOATING** (*„enthüllen“*)
... werden die Virusnukleinsäuren aus dem Kapsid, also aus ihrer Eiweißhülle **FREIGESETZT**.
Diese Phase heißt auch **ECLIPSE**, da jetzt kein eigentliches infektiöses Virion (*bestehend aus Nukleinsäuren und Proteinmantel*) mehr nachgewiesen werden kann. Das Virion ist nämlich nur dann infektiös, wenn die viruseigenen Nukleinsäuren durch das Kapsid geschützt sind.

④ Als **VIERTE PHASE** kommt die Phase der **SYNTHESE**

Die Wirtszelle synthetisiert nun Virusproteine und Virus-Nukleinsäuren. Dies Synthese erfolgt gleichzeitig **AN UNTERSCHIEDLICHEN STELLEN DER WIRTSZELLE**.

Übrigens: Unter einer **TRANSFORMATION** versteht man eine Veränderung, meistens des genetischen Materials. Eine (*möglicherweise virusindizierte*) Zelltransformation ist für die Umwandlung normaler Körperzellen in **KREBSZELLEN** verantwortlich.

In der **5. PHASE** werden die Virusbestandteile (*Nukleinsäuren und Protein-Kapsid*) **ZUSAMMENGEBAUT**.

Übrig gebliebene Anteile können je nach dem in kristallähnlichen Strukturen innerhalb der Zelle gespeichert werden.

Sie sehen, der Virusreplikationszyklus hat mit der normalen Zellteilung von pro- oder eukaryonten Zellen nichts zu tun; Viren gehören ja auch zur **UNBELEBTEN NATUR** und nicht zu den Lebewesen.

In der **SECHSTEN PHASE** erfolgt die **AUSSCHLEUSUNG**.

Die **AUSSCHLEUSUNG** kann im einfachsten Fall wie eine umgekehrte Phagozytose ablaufen - die Viren verlassen einfach die Zelle.

Die Ausschleusung kann allerdings auch so vehement erfolgen, daß die Wirtszelle **PLATZT** und zugrunde geht.

⑤ Eine dritte Möglichkeit ist, daß das Virus ein Teil der Wirtszellen-Membran mitnimmt und nur, als kleine Veränderung einige wenige virusspezifische Proteine in die Membran einbaut. Diese zusätzliche Membranumhüllung, die außen auf dem Kapsid sitzt, ist der **ENVELOPE**. Er dient der **MASKIERUNG** des Virions; die körpereigene Abwehr tut sich nun schwerer, hinter dem vermeintlichen Teil einer körpereigenen Zelle einen Fremdkörper (*das Virus*) zu vermuten.

Wenn die Virusreplikation auf diese Art und Weise in diesen 6 Phasen abläuft, ist die Infektion für den Körper „überschaubar“, d. h. der Schaden wird sich in Grenzen halten.

Bei einem **INKOMPLETTEN DEFEKTEN VIRUS** oder bei **ANORMALEM VERHALTEN DER WIRTSZELLE** selbst, kann es zu Komplikationen kommen, die sich entweder in einer

- **TRANSFORMATION** der Zelle zu einer Tumorzelle oder auch in
- spät auftretenden Folgeerkrankungen bemerkbar machen.
  - ➠ Ein Beispiel hierfür ist die **SSPE** bei Masern

siehe Amtsarztfragen INFEKTIONSKRANKHEITEN .

45 Welche Aussage/n zu nosokomialen Infektionen ist/sind richtig?

① Unter einer nosokomialen Infektion versteht man die (Re-) Infektion mit eigenen Bakterien (endogene Infektion).

② Nosokomiale Infektionen werden oft von fakultativ pathogenen Keimen verursacht.

③ Nosokomiale Infektionen sprechen in der Regel gut auf Antibiotikatherapien an.

④ Es handelt sich oft um Wundinfektionen und Harnwegsinfektionen.

⑤ Nosokomiale Infektionen verlaufen oft inapparent.

Ⓐ Nur die Aussagen 2 und 4 sind richtig.
Ⓑ Nur die Aussagen 1, 2 und 5 sind richtig.
Ⓒ Nur die Aussagen 4 und 5 sind richtig.
Ⓓ Nur die Aussagen 3 und 5 sind richtig.
Ⓔ Nur die Aussage 1 ist richtig.

☒ Antwort:
Lösung Ⓐ.

Unter einer **NOSOKOMIALEN INFEKTION** versteht man eine sog. „**KRANKENHAUSINFEKTION**“, d. h. die Infektion wurde im Krankenhaus erworben. Die durchschnittliche Häufigkeit liegt immerhin bei ca. 5 %. Auf Stationen, in denen besonders schwer Kranke liegen, die mit ihrem Abwehrsystem sowieso schon Probleme haben, (*Intensivstationen z. B.*) kann die Erkrankungshäufigkeit bis zu 25 % ansteigen.

① Eine **REINFEKTION MIT EIGENEN ENDOGENEN BAKTERIEN** nennt man einfach eine **ENDOGENE INFEKTION**.
Eine endogene Infektion kann man sowohl Zuhause als auch im Krankenhaus erwerben - also gehört sie auch nicht zu den typischen Krankenhausinfektionen.
☞ *Ein Beispiel für eine endogene Infektion wäre der **HERPES LABIALIS***

② Krankenhausinfektionen werden allerdings wirklich gerne von **ENTEROBAKTERIEN**, wie E. coli, Pseudomonas aeruginosa, Klebsiellen oder Proteus verursacht; ein anderer Keim, der oft als Verursacher für nosokomiale Infektionen in Frage kommt, ist Staph. aureus.

④ Die wichtigsten klinischen Erscheinungsformen von nosokomialen Infektionen sind

- **HARNWEGSINFEKTE**,
- **WUNDINFEKTIONEN**,
- **PNEUMONIEN** und natürlich auch eine
- **SEPSIS**.

③ Tja, da die Bakterien anscheinend im Grunde ihres nicht vorhandenen Herzens doch soziale Wesen sind, und ihr Wissen über die Spaltung von Antibiotika gerne auch anderen Bakterienarten mitteilen ...

📖 **SIEHE FRAGE #40**,

sind die **ANTIBIOTIKARESISTENZEN** bei Krankenhauskeimen ein ernstes Thema.

Wenn Sie sich weiter noch klarmachen, daß die meisten verwendeten **ANTIBIOTIKA** die Bakterien nicht wirklich abtöten sondern nur an der Vermehrung hindern, so daß das Abwehrsystem eine bessere Chance zum Zupacken hat, können Sie sich vorstellen, daß es bei abwehrgeschwächten Patienten (*Intensivstation!*) jetzt gravierende Probleme gibt.

⑤ Leider verlaufen die meisten nosokomialen Infektionen mit **DEUTLICHEN KLINISCHEN ZEICHEN** ab; die einzigen Infektionen die mal nur mit diskreten Symptomen einhergehen können, sind Harnwegsinfekte.

Klinisch inapparent, also völlig ohne irgendwelche klinischen Zeichen verlaufen eigentlich gar keine im Krankenhaus erworbenen Infektionskrankheiten; auch die Harnwegsinfektionen gehen immer mit einer signifikanten Erhöhung der Keimzahl im Urin einher (*über* 10^5 */ ml*).

📖 **siehe Amtsarztfragen NIERE**

Die dazugehörigen **SUBJEKTIVEN SYMPTOME** der Harnwegsinfektionen sind manchmal lediglich schwächer ausgeprägt als erwartet (*Katheterpatienten!*).

46 Welche der folgenden Aussagen sind richtig?

Folgende Impfungen werden bei Erwachsenen empfohlen

① Keuchhusten

② Masern

③ Diphtherie

④ Hämophilus influenzae.

⑤ Hepatitis B

Ⓐ Alle Aussagen sind richtig.
Ⓑ Nur die Aussagen 3 und 5 sind richtig.
Ⓒ Nur die Aussagen 1, 2 und 5 sind richtig.
Ⓓ Nur die Aussagen 2, 3 und 4 sind richtig.
Ⓔ Nur die Aussagen 2, 3 und 5 sind richtig.

☒ Antwort:
Lösung Ⓔ.

Fast richtig, oder...?

Noch mal zum Repetieren:

☞ Für **KINDER** werden generell folgende Impfungen empfohlen:

- **DIPHTHERIE** : es sollte möglichst früh (*ab dem 3. Lebensmonat*) geimpft werden. Ab dem 6. Lebensjahr verwendet man einen Impfstoff mit reduziertem **TOXOID**, in der Regel kombiniert mit dem Tetanustoxoid.

- **TETANUS** (*Toxoidimpfstoff*

① **PERTUSSIS** (*Keuchhusten*): am besten auch vor dem 2. Lebensjahr. Das Immunsystem ist in diesem Alter noch extrem lernfähig; d. h. die Komplikationsraten bei einer frühen Impfung sind wesentlich geringer als bei einer Impfung nach dem 6. Lebensjahr oder gar im Erwachsenenalter.

- **POLIO** : in der Regel im 3. Monat die erste Impfung, 5. Monat die zweite, 1. Lebensjahr die dritte. Eine Auffrischimpfung vor dem 18. Lebensjahr ist sinnvoll.

- **MASERN, MUMPS, RÖTELN**: nach dem ersten Lebensjahr durchführen, da vorher noch mütterliche Antikörper im Blut kreisen; die zweite Impfung spätestens bei Schulbeginn.

- **HEPATITIS B**: diese Impfung ist seit 97 Bestandteil des allgemeinen Impfprogramms. Jede Schwangere wird am Geburtstermin auf Hepatitis-B-Antigene untersucht: wenn die Untersuchung positiv ausfällt, bekommt das Kind unmittelbar nach der Geburt eine aktive und passive Impfung. Wenn die Untersuchung negativ ausfällt, ist die erste Impfung im 3. Monat, die zweite im 5. Monat, die dritte im 1. Lebensjahr.

④ **HÄMOPHILUS** (*bei Kleinkindern*): die Hämophilus-Impfung kann ab dem 3. Lebensmonat durchgeführt werden; normalerweise ist eine einmalige Impfung ausreichend.

☞ Für **ERWACHSENE** werden grundsätzlich folgende Impfungen empfohlen:

③ ● **DIPHTHERIE**

● **TETANUS** - oft als Kombination Diphtherie-Toxoid und Tetanus-Toxoid. Man impft, wenn die letzte Impfung länger als 10 Jahre zurückliegt, sowie bei medizinischem Personal und bei Leuten, die viel mit anderen Menschen zusammenkommen.

● Die **POLIO** -Impfung ist vor allem wieder für medizinisches Personal da - z. B. als Reiseimpfung in den fernen Osten.

⑤ ● **HEPATITIS B** - geimpft sollten insbesondere alle Mitarbeiter im medizinischen Bereich sein, Dialysepatienten, chronisch Leberkranke, Homosexuelle, Drogenabhängige, Prostituierte und Langzeithäftlinge.

☞ Weiterhin kommen für Erwachsene folgende Impfungen in Frage:

● **CHOLERA** und **TYPHUS** - bei Fernreisen

● **FSME** - besonders in Endemiegebieten, wie dem bayrischen Wald, Schwarzwald und im Oberrheingebiet wird für Forstarbeiter besonders, aber auch für „Otto Normalverbraucher" die Impfung empfohlen.

● **GELBFIEBERIMPFUNG** - bei Fernreisen; eine Auffrischung ist in 10jährigen Abständen nötig.

● Die **HEPATITIS A** - Impfung wird wieder medizinischem Personal, chronischen Leberpatienten und Homosexuellen empfohlen.

- Gegen **INFLUENZA** und gegen **PNEUMOKOKKEN** sollten sich alle Personen über 60 impfen lassen, Patienten mit chronischen Organinsuffizienzen, medizinisches Personal und Menschen, die viel mit Anderen zusammenkommen.

② • Die **MASERN-IMPFUNG** ist ebenso wie die Mumps-Impfung bei /Erwachsene geeignet für Beschäftigte in Kinderheimen, Kindergärten etc.

- Die **RÖTELN-IMPFUNG** ist ebenfalls für Beschäftigte in Kindergärten etc. geeignet, sowie für seronegative Frauen mit Kinderwunsch.

- Die **TOLLWUT-IMPFUNG** kann man prä- oder postexpositionell anwenden; bei Menschen mit höherem Risiko (*Waldarbeiter etc.*) kann man Mensch und Tier prophylaktisch impfen. Durch die sehr lange Inkubationszeit ist aber auch nach einem Biß oder Tierkontakt eine Impfung noch wirksam; die Antikörper werden schnell genug gebildet bevor sich Krankheitssymptome bemerkbar machen.

- Weiterhin gibt es eine Impfung gegen das **VARIZELLA-ZOSTER-VIRUS**: sie wird empfohlen bei seronegativen Frauen mit Kinderwunsch und bei medizinischem Personal.

47 Beurteilen Sie beide Aussagen und die Verknüpfung:

Bei der ausschließlichen Berührung eines tollwutverdächtigen Tiers ohne weitere Biß- oder Kratzverletzung ist eine Reinigung der Haut mit desinfizierendem Alkohol ausreichend,

weil

nur die Verletzung durch eine tollwutverdächtiges Tier lt. dem IfSG (Infektionsschutzgesetz) gemeldet werden muß.

Ⓐ Beide Aussagen und die Verknüpfung sind richtig.
Ⓑ Beide Aussagen sind richtig.
Ⓒ Nur die erste Aussage ist richtig.
Ⓓ Nur die zweite Aussage ist richtig.
Ⓔ Keine Aussage ist richtig.

☒ Antwort:
Lösung ©.

§§ Abgesehen von der **UNBEDINGTEN MELDEPFLICHT** bei jeglichem Kontakt mit einem tollwutverdächtigen Tier unterscheidet man 3 Risikograde:

① **GRAD I** beinhaltet das **BERÜHREN**, auch Füttern eines tollwutverdächtigen Tiers, ohne daß weitere Verletzungen des Patienten auftreten; hierzu gehört z. B. auch das Belecken der intakten Haut (*oft sind Haustiere betroffen!*). In diesem Fall muß **KEINE IMPFUNG** erfolgen.

② **GRAD II** geht mit oberflächlichen **KRATZERN** der Haut einher oder z. B. Belekken der nicht intakten Haut. Da das Virus im Speichel in hoher Konzentration vorhanden ist, muß jetzt **GEIMPFT** werden; oft reicht allerdings die aktive Immunisierung noch aus, da das Virus lange Zeit braucht, um sich zu vermehren.

📖 **Siehe Amtsarztfragen INFEKTIONSKRANKHEITEN**.

⑤ **GRAD III** geht mit tieferen Kratz- und Bißverletzungen einher; das Virus ist in diesen Fällen offensichtlich in höherer Konzentration in den Körper gelangt; in diesem Fall impft man mit der **SIMULTANIMPFUNG**.

In jedem Fall sind jedoch sofort alle potentiell kontaminierten Körperstellen mit **WASSER** und **SEIFE** zu reinigen (*und vor allem mit viel Wasser spülen*) um erst mal das Festsetzen des Virus schon rein mechanisch zu unterbinden. Anschließend mit einem **DESINFEKTIONSMITTEL** (*Alkohol oder Jod*) kräftig spülen, um möglich vielen der eventuell eingedrungen Viren den Garaus zu machen.
Bei Hautverletzungen auch immer an den **TETANUSSCHUTZ** denken!

48 Welche Aussage/n ist/sind richtig?

Folgende Faktoren können zu einem fehlerhaften Ergebnis bei der Sterilisation von Instrumenten führen:

① Desinfektion vor der Sterilisation

② mangelnde Reinigung der Instrumente vor der Sterilisation

③ das Sterilisationsgut wurde feucht in den Sterilisator eingebracht

④ zu kurze Einwirkzeit der sterilisierenden Maßnahmen

⑤ Seifen- oder sonstige Laugenreste auf dem Sterilisationsgut

Ⓐ Alle Aussagen sind richtig.
Ⓑ Nur die Aussagen 1, 2, 4 und 5 sind richtig.
Ⓒ Nur die Aussagen 2, 4 und 5 sind richtig.
Ⓓ Nur die Aussagen 3, 4 und 5 sind richtig.
Ⓔ Nur die Aussagen 2 und 3 sind richtig.

☒ Antwort:
Lösung Ⓒ.

Auch wenn man sich nicht so hundertprozentig sicher war, bei dieser Frage konnte man doch mit dem gesunden Menschenverstand und dem Ausschlußprinzip arbeiten ...

Die richtige **INSTRUMENTENSTERILISATION** beinhaltet folgende Arbeitsgänge:

Ⓐ ● benutzte Instrumente erst einmal **DESINFIZIEREN**, damit Sie sich später beim Reinigen nicht infizieren können. Das Desinfektionsmittel schön **LANG** einwirken lassen; am besten lassen Sie die Instrumente **ÜBER NACHT** drin liegen. Für die Instrumentendesinfektion gibt es spezielle Mittel, die seifenähnlich sind und die die Reinigung nachher wesentlich vereinfachen.

Ⓑ ● Als nächstes **SPÜLEN** Sie die Instrumente gut ab;

⑤ ☼ **SEIFENRESTE** z. B können toxisch wirken und eine Schicht bilden, unter der sich beim Sterilisieren die Keime in Sicherheit bringen können.

Ⓒ ● Dann erfolgt die eigentliche **REINIGUNG**; bürsten Sie die Instrumente gut ab;

☞ vergessen Sie nicht, dabei **HANDSCHUHE** anzuziehen!

② ☼ Wenn die Reinigung nicht korrekt erfolgt ist, können sich auch wieder **KRUSTEN** bilden, unter denen sich Keime tummeln. Die Krusten sorgen dafür, daß die Hitze oder die feuchte Hitze nicht direkt mit den Keimen in Berührung kommt und sie deshalb auch nicht eliminieren kann.

Ⓓ ● Anschließend packen Sie die Instrumente in Ihren **STERILISATOR** - nicht zu dicht, damit die Luft oder der Wasserdampf auch wirklich gut zirkulieren kann.

③ Ein Trick bei der Sterilisation ist es, **FEUCHTE WÄRME** zu verwenden; bei Feuchtigkeit neigen z. B. Sporen zum Auskeimen und sind dann natürlich viel leichter mit den üblichen Sterilisationsmethoden um die Ecke zu bringen. Deshalb gibt man dem **AUTOKLAVEN** mit der **FEUCHTEN HITZE** nach Möglichkeit immer den Vorzug vor einer reinen Hitzesterilisation.

☞ Man sorgt also gerne für eine gewisse Feuchtigkeit; wenn das Sterilisationsgut zu trocken ist, können Fehler bei der Sterilisation resultieren.

Ⓔ Normalerweise drücken Sie dann einfach auf den „Start"-Knopf Ihres Sterilisators, der Vorgang läuft dann automatisch, so wie er eingestellt ist, ab.

④ Selbstverständlich sind jedoch alle Maßnahmen zur Keimbekämpfung, also sowohl Desinfektion als auch Sterilisation abhängig von der **KORREKTEN EINWIRKZEIT** der jeweiligen Maßnahme. Falls Sie auf den Gedanken kommen sollten, Ihren Sterilisationsvorgang vorzeitig abzubrechen, ist das genauso, als ob Sie gar keine Sterilisation durchgeführt hätten; die übrig gebliebenen Keime vermehren Sie in nullkommanichts wieder und Sie haben wieder ein hübsch „belebtes" Instrument.

① Eine **DESINFEKTION** vor der eigentlichen Sterilisation ist notwendig und führt, wenn man danach anständig spült, nicht zu Fehlern in der Sterilisation.

49 Welche Aussage/n ist/sind richtig?

Folgende Impfungen sind Toxoid-Impfungen:

① Masern

② Hepatitis B

③ Influenza

④ Tetanus

⑤ Polio

Ⓐ Nur die Aussagen 1, 4 und 5 sind richtig.
Ⓑ Nur die Aussagen 3 und 4 sind richtig.
Ⓒ Nur die Aussagen 3 und 5 sind richtig.
Ⓓ Nur die Aussagen 2, 3, 4 und 5 sind richtig.
Ⓔ Nur die Aussage 4 ist richtig.

☒ Antwort:
Lösung Ⓔ.

*Es lohnt sich schon, die **IMPFUNGEN** zu lernen....*
Bei dieser Frage konnte man das Ganze sich aber ableiten, wenn man weiß, welchen Pathomechanismus die verschiedenen Krankheiten haben.

📖 **Siehe Amtsarztfragen INFEKTIONSKRANKHEITEN** .

① **MASERN** werden hervorgerufen durch ein **VIRUS**.
Man impft erst nach dem ersten Lebensjahr, weil vorher noch mütterliche Antikörper genügend Schutz bieten und die Impfwirkung (*aktive Immunisierung mit Gedächtniszellenbildung*) in Frage stellen würden. Der Masernimpfstoff wird zusammen mit Röteln und Mumps verabreicht.
Die Masernimpfung wird bei Erwachsenen für Beschäftigte in Kinderheimen empfohlen.

② **HEPATITIS B** wird ebenfalls durch ein **VIRUS** hervorgerufen.
Es gibt eine aktive und eine passive Impfung, Seit 97 ist die Hepatitis B - Impfung in die allgemeinen Impfempfehlungen aufgenommen. Wenn die Mutter Hepatitis B - positiv ist, wird das Kind unmittelbar nach der Geburt aktiv und passiv immunisiert; wenn nicht wird der Impfstoff im 3. Monat zusammen mit Diphtherie, Polio und Hämophilus verabreicht.

☞ Erwachsenen wird die Hepatitis B - Impfung ebenfalls empfohlen; besonders jedoch medizinischem Personal, Dialysepatienten, chronisch Leberkranken und Risikogruppen für eine venerische Übertragung.

③ Bei der **INFLUENZA** handelt es sich auch wieder um ein **VIRUS**.
In diesem Fall sind allerdings die Älteren dran. Erwachsene über 60, bei denen eine geschwächte Leistung des Immunsystems schon alleine vom Alter her anzunehmen ist, Patienten mit chronischen Organinsuffizienzen, medizinisches Personal und alle Leute, die viel mit anderen Menschen zu tun haben, wird die Impfung empfohlen.

④ **TETANUS** ist jetzt endlich eine Erkrankung, die von Clostridien hervorgerufen wird und die pathophysiologisch eine **INTOXIKATION** darstellt.
Die Bakterien können durch ganz kleine Wunden in den Körper gebracht werden und produzieren unter **ANAEROBEN** Verhältnissen ihr Exotoxin. Dieses Toxin ist es, was die eigentlichen Krankheitserscheinungen hervorruft.

Da die Antikörper des Körpers in erste Linie gegen das Bakterium selbst gerichtet sind, die gravierenden Krankheitserscheinungen allerdings von dem Toxin hervorgerufen werden, kommt es normalerweise nach einer stattgefundenen Infektion mit Tetanussymptomatik nicht zu einer Immunität. Abhilfe schafft hier die **IMPFUNG**, die zuverlässig eine Antikörperbildung gegen das Toxin induzieren kann.
Für bereits stattgefundene Infektionen steht eine **PASSIVE** Impfung zur Verfügung; besser ist natürlich die **AKTIVE** Impfung. Die Impfung sollte wiederholt werden, wenn die letzte Impfung 10 Jahre zurückliegt - im Zweifelsfall bei jeder frischen Verletzung.

☞ PS: eine andere Toxoid-Impfung ist die **DIPHTHERIE-IMPFUNG** .

⑤ **POLIO** ist wieder eine **VIRUSINFEKTION**.
Sie kann zu schlaffen Lähmungen durch eine Zerstörung der motorischen Vorderhornzellen im Rückenmark führen.
Die Polio-Impfung kann man ab dem 3. Monat Kinder angedeihen lassen - Wiederholung im 5. und 12. Monat.

☞ Bei Erwachsenen empfiehlt man die Impfung bei medizinischem Personal, bei Aussiedlern und bei Fernreisenden.

50 Welche Aussage/n ist/sind richtig?

Folgende Maßnahmen sind geeignet zur Sterilisation:

① UV-Bestrahlung

② 60%iger Propanol (Alkohol)

③ Erhitzen auf 80° C

④ Spülen (von Wäsche z. B.) mit Chlor

⑤ 2,5%ige Phenollösung

Ⓐ Alle Aussagen sind richtig.
Ⓑ Nur die Aussagen 2, 4 und 5 sind richtig.
Ⓒ Nur die Aussagen 4 und 5 sind richtig.
Ⓓ Nur die Aussagen 1 und 5 sind richtig.
Ⓔ Keine Aussage ist richtig.

☒ Antwort:
Lösung Ⓔ.

Na, sitzen die Sterilisationsmethoden auch wirklich?

Unter der **STERILISATION** versteht man die **INAKTIVIERUNG ALLER KEIME** bzw. ihre **ENTFERNUNG**; ein sterilisierter Gegenstand ist im Idealfall **KEIMFREI** .

- Sterilisieren kann man mittels **THERMISCHER VERFAHREN** :
  - Im **HEISSLUFTSTERILISATOR** erhitzen auf 180 °C 60 Minuten oder 30 Minuten, sofern eine Luftumwälzung gewährleistet ist.
  - Eine andere Methode ist die feuchte Wärme des **AUTOKLAVEN**: 120 °C, 2 bar, 30 Minuten oder 134 °C, 3 bar, 5 Minuten.
- Weiterhin kann man empfindliche Instrumente oder z. B. Verbandsstoffe mittels β- oder **γ-STRAHLUNG** keimfrei machen.
- Eine dritte Methode der Sterilisation sind **CHEMISCHE MITTEL** : Äthylenoxid, Formalin etc.
- Eine unsichere Methode ist die **STERILFILTRATION** ; sie ist geeignet für **INJEKTIONSFLÜSSIGKEITEN** oder **WASSER**.

Alle, in der Frage beschriebenen Verfahren eignen sich nur zur **KEIM-REDUZIERUNG**, d. h. zur **DESINFEKTION**.

① Die **UV-BESTRAHLUNG** findet z. B. Anwendung in **OP-RÄUMEN**, wo die Luft möglichst keimarm gehalten werden soll.

② **60 %iger PROPYL-ALKOHOL** oder **80 %iger ÄTHANOL** oder **70 %iger ISOPROPYLALKOHOL** werden zur chirurgischen und zur hygienischen **HÄNDEDESINFEKTION** herangezogen. Alkohol wirkt überhaupt nicht gegen Sporen und ist deshalb **KEIN STERILISATIONSMITTEL**.

③ **KURZZEITIGES ERHITZEN** auf 70 °C bis 80 °C von Flüssigkeiten, wie z. B. **MILCH** nennt man **PASTEURISIEREN**. Viele Keime werden dadurch abgetötet und die Milch ist haltbarer; steril ist sie aber trotzdem nicht.

④ **WÄSCHE** kann man mit **CHLOR**, verdünntem **FORMALIN** oder **PHENOLEN** spülen um sie zu **DESINFIZIEREN**.
Eine Wäsche-**STERILISATION** kann nur im **AUTOKLAVEN** (*120 °C, 2 Bar 30 Minuten*) erfolgen.

⑤ 0,5 bis 4 % ige **PHENOLLÖSUNG** findet Verwendung bei der **FLÄCHEN-DESINFEKTION** (2-Eimer-Methode), sowie bei einer Desinfektion von **KÖRPERAUSSCHEIDUNGEN** und bei der **WÄSCHEDESINFEKTION**.

☞ Phenole in dieser Konzentration wirken aber **NICHT** gegen Sporen und gegen Viren, so daß von einer Sterilisation auch wieder keine Rede sein kann.

A b c d e f g h i j k l m n o p q r s t u v w x y z

Symbol

A

B

C

D

E

F

G

H

a b c d e f g h i j k **L M N O P** q r s t u v w x y z

L

M

N

O

P

a b c d e f g h i j k l m n o P Q R S t u v w x y z

T

U

V

W

Z

Hallo liebe Fangemeind (Teil 2)

Dieser Band ist ja jetzt speziell auf das Infektionsschutzgesetz zugeschnitten. Da der Band zur Frühjahrsprüfung nahezu fertig war, stellen Sie sich wohl die berechtigte Frage, wie wir schon die letzte Prüfung ausgewertet haben - wo doch die Fragen noch gar nicht raus waren (und außerdem sind so viele Fragen gar nicht aus der Mikrobio gestellt worden, um daraus ein Buch zu machen).
Wie Sie als echter Rommelfanger-Fan wissen, haben wir nie nur irgendwelche Fragensammlungen verkauft. Die ganzen Fragen sind nach dem Lerneffekt ausgewählt worden und nicht wenige Fragen stammen aus der Feder von Frau Dr. Rommelfanger selbst. Was **wir** Ihnen anbieten sind **Lernkonzepte**, die sich an der Prüfung orientieren. Dieses Konzept ist so gut, daß viele unserer Fragen mittlerweile für die Prüfungen verwendet werde - wenn Sie also den Band durch haben Sie die Nase wieder einmal vorne.
Womit Sie ebenfalls die Nase vorn haben, sind unsere

POSTER DER INFEKTIONSKRANKHEITEN

Auch sie sind komplett neu geschrieben worden. Der Preis ist immer noch 29, 80 DM zuzügl. Porto. Die alten Poster - tut mir selber leid - sind nur noch gut, um Löcher in der Wand zu verdecken.
Was nach wie vor portofrei geliefert wird, sind Bestellungen direkt beim Verlag. Das ist auch der schnellste Weg, um an die begehrten Amtsarztfragen zu kommen.
Wer sich einen Überblick verschaffen möchte, über unsere Bücher, dem sei die Internetadresse

http://www.ardea.de/VERLAG/Verlag_Buchtitel.html

empfohlen.

Hier finden Sie unsere Bücher (oder doch fast alle) mit einer Beispielfrage - und natürlich auch mit der Antwort und können sich einen Eindruck verschaffen. Zudem haben Sie die Gelegenheit gleich online zu bestellen.
Die ganze Geschichte ist etwas hemdsärmelig - so ganz ohne Warenkorb etc. - aber sie funktioniert.
☞ Apropos Internet ...
Ich bin dabei die Seiten neu aufzubauen, aber so einfach ist das alles nicht. Alleine die Struktur der Seiten mit den verschiedenen Bereichen ist recht komplex - und das schon ohne Formularoptionen. Eine sukzessive Überarbeitung klappt auch nicht - es heißt dann eben wieder einmal alles oder gar nix. "Alles" ist in arbeit - "gar nix" ist "nicht so ganz aktuell" aber intakt und zu sehen unter http://www.ardea.de
Wer sich für Paukkurse oder auch für andere Kurse, Veranstaltungen usw. interessiert, wird bis zum Erscheinen dieses Buchs auch schon Hinweise und Termine finden.
Apropos Termine - weil ich immer wieder Anfragen nach Kursen der Schule bekomme, die in früheren Büchern angekündigt waren, möchte ich Ihnen hier die Kurse vorstellen, deren Beginn fest in unserem Terminkalender steht - gleichgültig welches Jahr. Ganz besonders möchte ich Ihnen dabei unseren

Nürnberger Trichter

und unsere Jahresausbildung

Psychoneurale Therapie ®
nach Dr. Rommelfanger

ans Herz legen.

Zur psychoneuralen Therapie ® ist in unserem Verlag auch schon ein erster Band erschienen, in denen die wissenschaftlichen Grundlagen vorgestellt werden. Der zweite Band, in dem es um die Segmenttherapie (die „kleine" Neuraltherapie) geht, ist im Augenblick in Arbeit. Der Erscheinungstermin hängt noch von allerlei Faktoren ab (remember immer noch „der Umzug!).

Doch jetzt zu den Kursen selbst - sie sind zwar hinlänglich bekannt in Insiderkreisen, aber für unsere Frischlinge hier noch einmal eine kurze Vorstellung ➠ ➠ ➠ ➠

Passend zu unserer umfangreichen Prüfungsvorbereitungsliteratur können wir - die ARDEA®®-Schule - Ihnen pünktlich zu den jeweiligen Prüfungsterminen (nach der zentralisierten Prüfungsordnung) Paukkurse, Generalrepetitorien und Praxiskurse anbieten.
Als Vorbereitung auf die Prüfung im Herbst haben wir **jedes Jahr** in den **Pfingstferien** einen großen, zweiwöchigen Kompaktpaukkurs, den

Nürnberger Trichter

Es wird den ganzen Tag gearbeitet, nach dem Motto "14 Tage in Ketten". Der Kurs beinhaltet **alle prüfungsrelevanten Themen** einschließlich der **praktischen** Übungen. Sie haben anschließend zur Herbstprüfung noch genügend Zeit, alle Themen noch mal nachzuarbeiten, so daß Sie wirklich sicher und gelassen zur Prüfung gehen können.

Zur Frühjahrsprüfung können wir Ihnen unseren **Sonntagspaukkurs** anbieten: 10 Sonntage lang beschäftigen wir uns mit allen prüfungsrelevanten Themen; hier sind allerdings die Praxisthemen aus Zeitgründen **nicht** dabei - hierfür gibt es unsere **Sonderkurse**. Damit genügend Zeit ist und damit wir nicht so in Streß kommen, beginnt der Kurs schon **Ende November des Vorjahrs**.

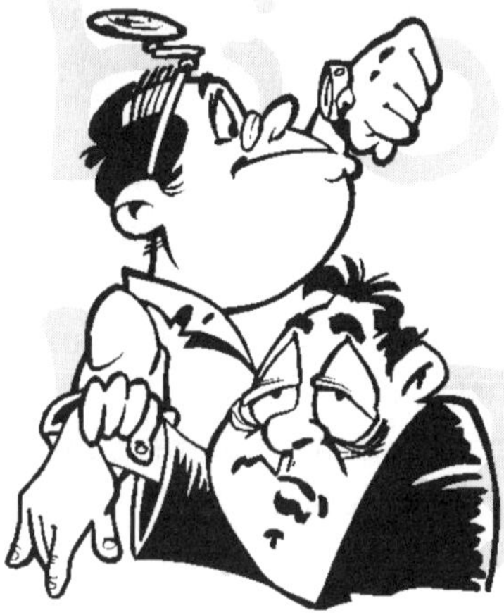

Unsere Sonderkurse:

Um den Prüfungstermin herum gibt es jeweils, d. h. 2 mal im Jahr, die Möglichkeit, kurz und prägnant die Praxisthemen

Notfallmedizin,

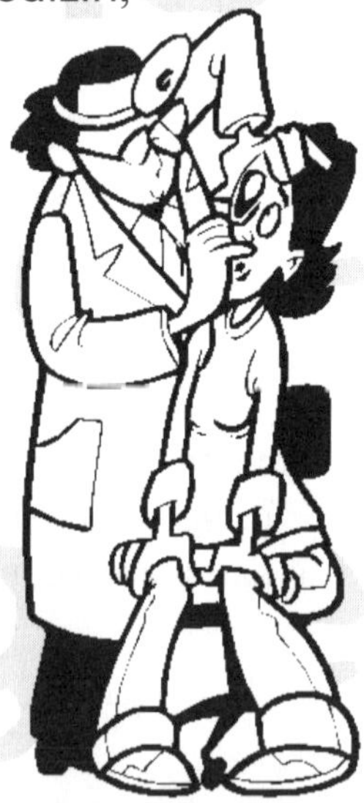

allgemeine körperliche Untersuchung

und

Injektionstechniken

zu lernen oder zu wiederholen.

Für die „**Mündliche**“, oder auch für all diejenigen, die den gesamten Stoff schon gelernt haben und sich einfach praxismäßig orientieren wollen, haben wir ebenfalls zweimal im Jahr

Differentialdiagnosekurse

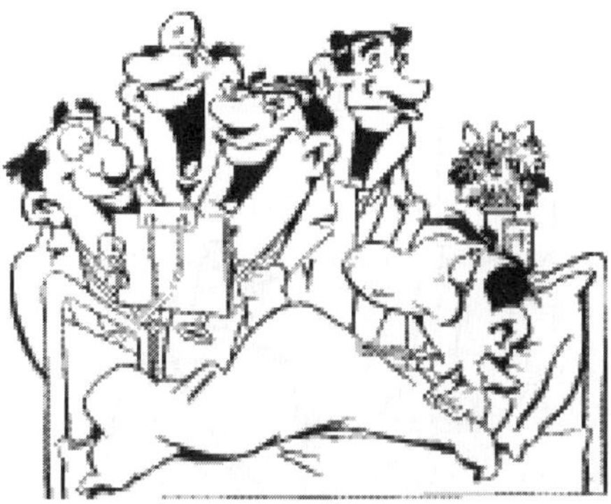

Hier lernen Sie anhand von **Patientenfällen**, wie man eine Anamnese macht und wie Sie eine Diagnose erstellen. So etwas ist nicht nur immer sehr spannend, es macht auch noch richtig Spaß.

Was die ARDEA®-Schule sonst noch im Programm hat?

z. B. (ab 2001) einen Histologiekurs - zweimal im Jahr, vor der Prüfung für diejenigen, die sich das besser merken, was sie schon einmal gesehen haben

Der große **Neuraltherapie-kurs** (*Jahresausbildung*) beginnt jedes Jahr **Ende Januar** und dauert bis **Oktober**.

Sie können wahlweise die **kleine** Neuraltherapie oder die **große Neuraltherapie** (*tiefe Injektionen und mehr*) buchen. Hier geht es auch speziell um die

Psychoneurale Therapie ®

nach Dr. Rommelfanger.

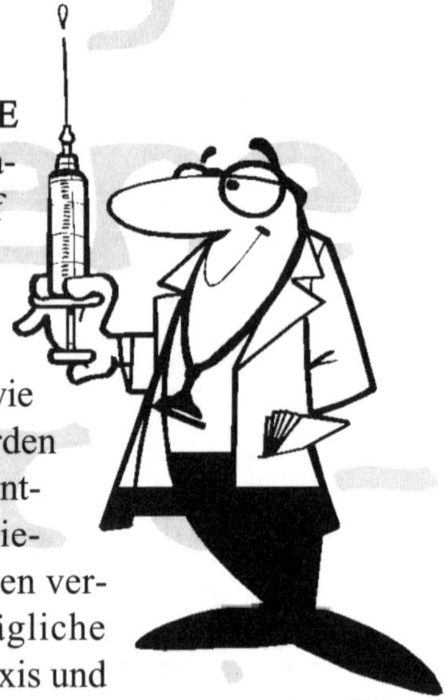

In der **KLEINEN NEURALTHERAPIE** lernen Sie den sensiblen Umgang mit der Nadel und bevor Sie Ihrem ersten Opfer auf den Pelz rücken, werden Sie ausreichend Gelegenheit zur Übung haben.
Hier steht auch die neuraltherapeutische Anamnese auf dem Stundenplan, genauso wie die Notfallmaßnahmen. Therapeutisch werden Sie lernen, den Patienten mittels der Segmenttherapie zu helfen. Es werden hier keine tiefen, komplizierten oder riskanten Techniken vermittelt. Alles in allem geht es um das tägliche Behandlungsprogramm einer normalen Praxis und vor allem um die Vermittlung (*speziell neural-*)therapeutischen Denkens.

Für die harten Fälle (*und natürlich auch für die spektakuläreren Behandlungserfolge*) gibt es den zweiten Teil unserer Ausbildung. Weil hier ein solides Basic vorausgesetzt wird, können diesen Teil nur die Schüler besuchen, die den ersten Teil **erfolgreich** absolviert haben. Es genügt hier auch nicht der Verweis auf eine lange Erfahrung andernorts - blind drauflos genadelt wird genügend und nur eine Spritze zu geben ist nicht der Schlüssel zur Heilung.
Gerade im Hinblick auf das Klassenziel - der psychoneuralen Therapie ® nach Dr. Rommelfanger ist es das therapeutische Denken, das hier die Spreu vom Weizen trennt.
Schließlich dürfen Sie, nach bestandener Prüfung(!!), dieses Verfahren stolz auf Ihr Praxisschild schreiben und auch damit Werbung treiben.
Vor diesen Erfolg allerdings haben wir noch eine gehörige Portion Handwerk gesetzt. Aber keine Sorge, bevor Sie am Patienten arbeiten, haben Sie Gelegenheit am Präparat zu üben. Apropos Sorge - Sie werden nie zu irgendwelchen Injektionen gezwungen um ein Klassenziel zu erreichen. Lassen Sie sich Zeit - wir geben Ihnen genug davon.

Im **April/Mai** findet jedes Jahr ein Kurs zur Gesprächsführung und Beratungspsychologie statt.

- und workshops um das gelernte zu vertiefen!

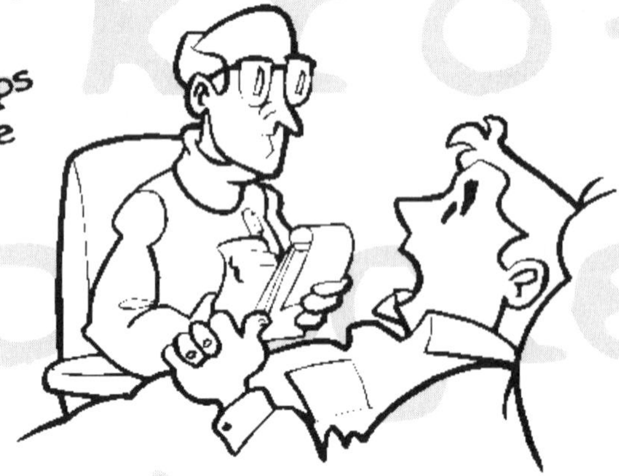

Weiter haben wir Ausbildungen in

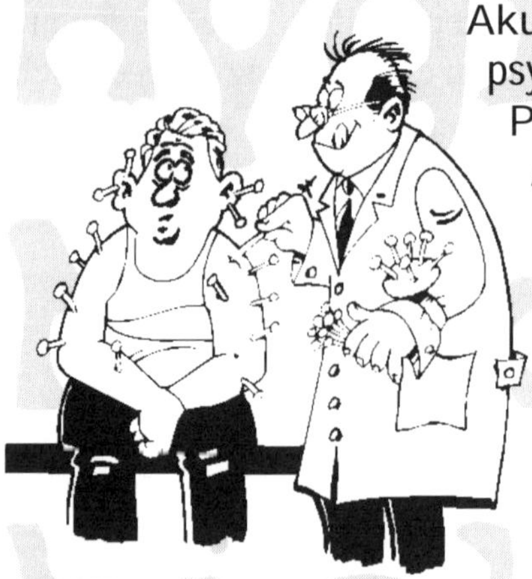

Akupunktur,
psychotherapeutischen Verfahren,
Psychosomatik,
Ausleitungsverfahren,
Eigenblut,
Shiatsu
und vieles, vieles mehr.
Interessiert?

Am besten lassen Sie sich unser Programm schicken - Anruf genügt.

Bei Fragen: unsere Bürozeiten sind von 9.^{00} h bis 13.^{00} h.

Mikro-
biologie
Hygiene
Mikro-
biologie

Mikro-
biologie
Hygiene
Mikro-
biologie